U0002323

LOCUS

LOCUS

LOCUS

LOCUS

# Smile, please

smile 194

**生命五原力：**

**重啟人體原廠設定，輕鬆維持體重、預防疾病，活出你的超級生命力**

作者：達倫・歐立恩（Darin Olien）

譯者：呂奕欣

特約編輯：王慧雲

責任編輯：潘乃慧

封面設計：許慈力

出版者：大塊文化出版股份有限公司

105022台北市松山區南京東路四段25號11樓

www.locuspublishing.com

讀者服務專線：0800-006689

TEL：(02)87123898　FAX：(02)87123897

郵撥帳號：18955675　戶名：大塊文化出版股份有限公司

法律顧問：董安丹律師、顧慕堯律師

SUPERLIFE

Copyright © 2015 by Darin Olien

This edition arranged with InkWell Management LLC

through Andrew Nurnberg Associates International Limited

Complex Chinese translation copyright © 2023 by Locus Publishing Company

All rights reserved

總經銷：大和書報圖書股份有限公司

地址：新北市新莊區五工五路2號

TEL：(02) 89902588　FAX：(02) 22901658

初版一刷：2023年5月

定價：新台幣450元

Printed in Taiwan

# 生命五原力

## SuperLife

The 5 Simple Fixes That Will Make You
Healthy, Fit, and Eternally Awesome

**Darin Olien** 達倫・歐立恩——著　呂奕欣——譯

獻給天上的父親，

在我身處逆境時，總是提供支持與鼓勵。

獻給母親，

在我尋找自己的方向時，永遠給予扶持與愛。

# 目次

## 第二部　實用資訊

# 前 言

## 健康或生病，由你決定

我實在很興奮。

但在解釋原因之前，我想先聊聊某天在深夜脫口秀上，看到喜劇演員路易 CK（Louis CK）所說的話。

他提到，有一回搭飛機時，空服員在起飛後不久宣布現在可以使用 Wi-Fi 服務，隔壁的乘客立刻打開筆電工作。但沒過幾分鐘，Wi-Fi 突然斷線。

「搞什麼東西！」那人氣呼呼地說。

路易 CK 說，他腦海立刻浮現的念頭是，大家正坐在椅子上，以八百公里的時速於高空飛行，可是這人卻因為不能讀電子郵件而氣噗噗？

這段話精采有趣，對我們來說都真實不過。對於時時在身邊發生的奇蹟，我們太習以為常，甚至根本沒注意。

我說的就是你的身體。我的身體也是，大家的身體都是。

人體正是了不起的奇蹟，這奇蹟可不只一項而已，而是多到

數不清。

人體妙不可喻的程度超乎想像，我們只理解其中的九牛一毛。若真要停下來，一一數算身體究竟毫不停歇地做了哪些奇妙、令人屏息與瞠目結舌的豐功偉業，我們恐怕無暇再顧及其他。這些奇妙現象全由身體自行掌控，我們不必刻意付出任何努力，甚至渾然不覺。若要深究，我們會眼花撩亂，無法好好思考。

把水變成酒無疑是奇蹟，但會比將青花菜、胡桃、甜菜、蘋果與水，變成骨頭、器官、血液與大腦更神奇嗎？我認為不會。

我在十三歲那年，就決定要寫這本書了。

那時，我坐在明尼蘇達州家中的客廳地板，邊吃可可球，邊看卡通。我記得電視上有人談起葡萄柚飲食法，據說這方法讓他們覺得通體舒暢，比以前更健康。

於是我豎起耳朵，仔細聆聽。

那個階段的我其實一團糟。我是早產兒，出生時體重大約一千六百公克，生存機率是五〇％。我活了下來，但肺部發育不全，還有許多大小毛病。我二年級就開始戴眼鏡，一眼戴眼罩，頭疼的問題頗嚴重，靜止時每分鐘心跳一百二十下。我有強烈的過動傾向、甲狀腺有問題，得服用各式各樣的藥物。我十歲時就曾膝蓋積水，還因為過敏、免疫系統不全等毛病，必須進行各種治療。我被請出普通學生的班級，因為醫師和老師都認為我有學習障礙。

根本是弱不禁風。

廣告結束後，我放下可可球，請媽媽買葡萄柚給我，多買一點。我開始在早餐時吃葡萄柚，一天吃好幾次。葡萄柚後來取代了披薩、糖果、汽水，還有我總往肚子裡塞的所有垃圾食物。

我開始感受到不同，身體更舒暢。若自己做的決定是有用的，那我就更要發揮自主權。我不再吃過動症藥丸，但沒有告訴任何人，就只是不吃。這樣我覺得更好、更酷。

當然，我沒有一直維持葡萄柚飲食法，後來又恢復一般美國中西部孩子的不良飲食習慣，但在成長過程中，我持續留意自己吃了什麼、喝了什麼，以及感覺如何。

從此以後，我踏上這條路──嘗試新事物、得到回饋。我不是職業科學家，而是選擇永遠當個學生。這個過程中，我學到很多，並持續探索更多事物。

上高中之後，我成為運動員，上大學也踢美式足球，後來因為背部受傷才終止運動員生涯，卻更加熱中於學習健康之道。我在大學修習運動生理學與營養學，曾一對一協助受傷者，也發現更多身體運作的祕密。只要是能讀的資料，我統統不放過，後來還去找科學家與研究人員，向這些畢生奉獻於健康與營養研究的人士請益。

如果專家的話有理，我會嘗試看看。若覺得變得更健康了，就繼續遵行；若沒有什麼改善，再尋找新作法。我讀過許多學術

報告，但不會坐等專家告訴我該做些什麼。我會親身投入，自己找答案。

十三歲時身體一塌糊塗的我，上大學後成為美式足球員，後來又成為營養諮詢師與健身教練，現在則花時間在世界各地旅行，探尋最能帶來力量的食物，看看大自然生產出什麼最健康、營養的東西。有人為我冠上「超級食物獵人」的名號，但我對此的熱情更為深遠。

我好興奮，想趁此機會說說這些年學到的人體相關知識、人體需要什麼，以及人體真正的運作之道。

比方說：疾病不存在。

聽起來很瘋狂，但這是事實。疾病並不存在，至少不是像醫師或科學家向我們解釋的那樣。

一直以來，我們被教導要這樣思考：我們生活過得還行，並虛心企盼能如常保持，卻也心知肚明總有一天會出亂子。到時，某個地方會出現損傷，無法正常運作——也許是心臟、肝臟、血液、肺臟，或者是大腸、骨骼、腦、乳房。總有一天，某個地方會出問題。

然後，一語成讖。可惡啊！為什麼是我？

這下子我們生病了，說不定還有個可怕的病名。通常，我們會尋求專科醫師來治療此病。夠幸運的話，醫師與藥師就可以搞定，否則麻煩真的大了。

從專家告訴我們的話來看，那就是疾病。問題在於，並不是他們說的那樣。

要是我們只關注心臟、頭部、攝護腺、胰臟、腎臟等器官，著眼點便已經出錯，我們會用不良的資訊來解決問題。

我們並未注意到真正重要的事。

那些「疾病」只是症狀，代表著我們容許體內有些不對勁。一旦症狀變糟，就成了真正的問題。但就算治療疾病，我們仍只是處理症狀，而非潛藏的病因。

我學到的一課是，每種疾病都有許多可能的小成因，而諸多小成因都源自幾種重大原因。如果只顧著治療小病，疾病就會不斷發生；若我們轉而處理重大原因，那麼疾病就將成為可預防的，不再只能仰賴治療。

我說的是每一種疾病，尤其是棘手的那些，亦即現代人聞之色變的疾病，它可能很快奪走人命，或讓人病懨懨地活上好幾年、幾十年。這些慢性疾病包括糖尿病、肺氣腫、關節炎、心臟病、癌症等。

事實是，我們不該生病的；就算病了，也該很快恢復元氣。我們天生是奇妙的實體，人人都是。我們的基因設定是健康長壽、身強體壯。生病則是不自然，而非無法避免。

心臟病這個頭號殺手多半可以預防，第二號殺手癌症也是。無論你信不信，世上有些地方很少出現這兩種疾病。我們雖然享

有最昂貴、最先進的醫療，這些疾病卻是天天上演的悲劇。

　　每當我問候別人過得如何時，怪的是，聽到的回答大概都是如此：

　　喔，還好啦，沒什麼不舒服，就是常見的些許疼痛。膝蓋有時發疼、背部也是，偶爾頭疼。夜裡總是睡不著，下午又得拚命保持清醒。有時會胃灼熱，三不五時便祕。真希望和以前一樣精力充沛，但誰有辦法呢？大概都是普通的毛病，大家都這樣……

　　**什麼啊？**我想大喊。你認為這樣正常？我們根本不該承受**任何**病痛。我們天生就該覺得很舒暢，精神抖擻，生命力旺盛，不該頭疼、背疼、胃疼、疲倦、消化不良，不該性趣缺缺、活得不快樂。但不知怎地，大家都接受成年人的生活本當如此。這不對。

　　許多人覺得有點不舒服，仍認為自己「還好」。「還好」真的夠好嗎？你知道嗎，人生只有一回，「還好」絕對不夠好。

　　事實上，那些小毛病是未來重症的早期警訊。今日便祕，明日大腸癌。今天失眠，改天心臟病。就算是勃起功能障礙可用藥丸治療，但這樣就掩蓋其起因，而如果陰莖的血管窄化，就表示其他地方的動脈也在堵塞。今夜小弟無力軟趴趴，明日大哥中風硬邦邦。

　　我們接下來會討論更多。現在，只希望你想想：我們可以藉

由行動來決定自己的命運。要健康，或生病？要快樂，或悲慘？疼痛，或喜悅？活著，或死去？大部分是由我們自己決定。

　　至於那些令人聞之色變的嚴重疾病呢？我們可以說「歡迎光臨」，也可以讓它們吃閉門羹。這固然是沉重的任務，但我們有很大的自由，決定自己的健康程度，就看我們在不在乎這件重要的事情。

　　本書就是在談這件事──一件重要的事情。

　　希望這本書能協助大家從出生到死亡，對這件重要的事情負起責任。接受自然的賜予，讓它長長久久，發揮最大效用，千萬不能逆來順受。我們可以做許多事來預防健康惡化，過程中也會覺得很美好。希望人人都有機會，天天感覺到生命的奇妙。

　　接下來，就讓我們從一個強大的奇蹟開始。這個奇蹟將帶領我們展開生命，直到邁向終點。那就是人體。

# 第一部

# 五 大 生 命 原 力

|  | NUTRITION | 營　　養 |
|---|---|---|
|  | HYDRATION | 水　　分 |
|  | OXYGENATION | 氧　　氣 |
|  | ALKALIZATION | 鹼性食物 |
|  | DETOXIFICATION | 排　　毒 |

# 1

# 什麼是五大生命原力？

也許我之前應該聲明，我要送這本書的每一位讀者一輛法拉利跑車。

沒錯，只要一本書的價錢，就能獲得頂級跑車、世界一流的精密機器。當然，陷阱是存在的：你得自己照顧它。這表示要使用正確燃料，善待這輛車。此外，原本該怎麼駕駛，就怎麼開它。

只要做到這些，法拉利就是你的。

其實，這輛車已經是你的了，只不過感覺起來比較像生鏽的破車，而不是汽車工藝的頂尖傑作。但我們每個人的體內，運作與反應都和法拉利一樣。

我要把你的法拉利交給你，同時給你車主手冊——那是你出生時，別人不小心忘了一起附上的東西。如果你不知道能讓你運作的東西是什麼，就無法好好照顧自己，對吧？我想是這樣的。

相信我，比起那本搭配炫麗義大利跑車的車主手冊，我這本簡單多了。

　　只要留意五件事，你就能掌控理想的健康程度。沒錯，只要五件事，就能決定你夠不夠生龍活虎、健康快樂，或者病懨懨、虛累累，悲慘痛苦。這五項因子也攸關你將會老當益壯，還是年老體衰，甚至有沒有機會活到老。

　　關鍵就在這五項因子。

　　「因子」這個詞聽起來無趣，但科學界尚未提出更精準的用詞。既然如此，我們就以其真正的意義來稱呼：生命原力。

　　五大生命原力是指，唯有這些原力能控制我們的健康，而我們需要思考的，也就是這些原力。

　　這有點像在談錢——珍惜小錢，就能聚沙成塔。照顧好這五項原力，人體自然就會健康。這五項生命原力包括：

　　**營養**：很清楚明瞭吧？意指我們所吃的一切，包括食物本身及食物包含的一切。若要具體列出來，名單可能長得寫不完。我們未必能理解名單上列出的每樣東西，但身體都知道。

　　**水分**：人體主要由水構成，光是這項事實，就足以解釋為何水是生命的原力。

　　**氧氣**：和水一樣，我們都知道自己需要氧，只是不完全瞭解箇中理由。

　　**鹼性食物**：這項原力比較難懂一點，牽涉體內環境的平衡。

　　**排毒**：包括忙碌的免疫系統，以及免疫系統利用何種過程來

處理所有的毒素和朝我們扔來的廢物。

　　就是這些。

　　長久以來，大家都教我們把血液、器官、骨骼、神經、皮膚等視為分開的事項思考，各有不同的議題與考量。但事實上，我們身體裡的每項作用、每個分子、每個細胞，都會對五大生命原力起反應。

　　醫療界是依照專科來分工，這個醫師專門醫頭、那個專門治腳；心臟、內分泌系統都由不同醫師處理，各科有其法則與規範。但影響我們腦部的體內環境，也會影響到腳、皮膚、生殖器與關節。我們創造出的體內環境，對於肝臟、免疫系統、胃與眼球而言都是一樣的。每個人皆由七十兆個細胞構成，這些細胞全都有相同的基本需求。

　　那些需求就是五大生命原力。接下來，讓我們先瞭解這究竟是什麼，之後就盡一切努力滿足需求。

　　現在來談談該怎麼做。

# 2

# 原力一：營養

營養是個龐大的重要議題，也是健康的基石所在。在談論生命五大原力時，最好從營養開始。

不過，還是先聊聊飲食吧！

吃，是我們做過最親密的事——我知道你在想什麼，但吃東西比那件事還親密。且讓我娓娓道來。吃東西時，是把身體敞開，暴露自己，讓每個細胞接觸環境的一切。我們就這樣把**外面的東西**變成**裡面的東西**。透過飲食，外在的東西就會變成我們的一部分。人的器官、骨骼、肌肉、神經、皮膚、血液等一切，全是透過飲食打造而成，沒有其他東西能替代。出生前，我們的飲食全靠母親供應，將細胞一個一個建構起來。現在也差不多啦，只是吃東西的人變成我們自己，因此身體改由自己打造。

照照鏡子，就能瞧見你吃的所有東西。想知道自己的身材是怎麼來的嗎？回想過去一星期吃進肚子的每一樣東西，答案就出來了。好，來談談你中午吃了什麼吧。是一大份新鮮的綠沙拉，

裡面有滿滿的生菜與堅果，或是剛做好的有機莓果昔？或者，你吃的是一個培根雙層起司大漢堡、果醬甜甜圈？還是其他人造假食物，再搭配加入大量糖分（甚至更糟的人工甜味劑）的碳酸糖液，把方才吃的東西全都沖進肚子裡？

無論是哪一種，都不妨問問自己：我希望自己是被這樣打造而成嗎？我想成為這樣的人嗎？

在談論營養，或更好的說法是「飲食」，這些問題正是智慧的開端。

好，那我們該吃什麼？

在所有科學研究中，有很高比例是專門回答這看似簡單的問題。竟然有這麼多人發揮聰明才智，耗費大量心力，投入這麼基本的問題，實在出人意料。**我該吃什麼？**為什麼飛禽走獸、魚蝦昆蟲或地表上的其他生物全都明白的簡單問題，我們卻在此苦苦思索？

或許是因為選擇太多了。

坦白說，大家都知道該怎麼吃，卻又太擅長假裝不知道，好繼續吃垃圾食物，把明知有害的東西往肚裡塞。沒有其他動物會幹這種事。

我要把整本書濃縮成一句話：吃豐富多樣、新鮮、乾淨的原型食物。主要是蔬菜、水果、豆類、堅果、種子、穀物、芽菜與健康脂肪。盡量生吃。

　　好吧，其實是兩句，但我說完了。就是這麼簡單。我們怎能假裝不懂？究其原因，就是太簡單了，連商量的餘地都沒有，毫無漏洞可鑽。要麼就乖乖照做，要麼就當成沒看見。

　　你大概發現，我方才提到該吃什麼時，顯然沒提到動物性食品，也就是肉、魚、蛋與乳製品。這並非無心之過。我從諸多個人經驗與研究中得到結論：這些東西吃得越少，通常就越健康。但我無意為全素飲食背書。我曾吃肉，也挺健康的。有些人不太容易從植物性食物取得所有營養，對他們而言，攝取些許動物性食物是必要的。在肉、魚及其他動物性食物尚未變成不健康、不自然的加工食品之前，倒不是那麼複雜。我會在第十章〈關於蛋白質與脂肪的迷思〉中詳加討論，而探討營養壓力時也會談到。但我先把焦點放在最健康的飲食。

　　二〇一三年，《新英格蘭醫學期刊》刊登一項針對「地中海飲食」的大型科學試驗結果。來自巴賽隆納大學與其他機構的研究者，以超過七千名成年人為對象，讓他們進行不同的飲食計畫；最後，採用典型地中海飲食的人提供了確切的證據，說明了若攝取綠葉與許多其他蔬菜、水果、堅果、魚類與橄欖油，且每一種都是新鮮未加工，加上少量的肉與乳製品，那麼我們就會更健康、更長壽。換言之，研究者發現，如果想要健康長壽，就得吃得像希臘阿嬤那樣。那些祖母輩的人早就免費告訴我們這些資訊，但大家聽進去了嗎？

曾任職於克里夫蘭醫學中心（Cleveland Clinic）、全球心臟健康權威考德威爾·艾索斯丁醫師（Dr. Caldwell Esselstyn），也提出相同的建議。他說，心臟病是一種「完全由飲食造成的疾病，是可以預防的」。

要是早知道就好了！但，知道就會聽話了嗎？無論如何，艾索斯丁醫師的說法獲得廣泛報導，我們就更難佯裝不知了。光是在美國，一年就有六十萬人死於心臟病，幾乎都是因為吃得太糟糕。這都是可以預防的。

吃豐富多樣的新鮮、乾淨原型食物，以植物性食物為主。要採行，還是當作沒聽見呢？

## 給予細胞食物

要瞭解為何這是適當營養的關鍵，得先提醒自己一個簡單道理：在我們把食物送進口中之前，食物也會吃東西。

食物也需要滋養：會成長發育、吸收、代謝、排泄，維持與利用其所需。

食物吃什麼？答案是陽光。植物確實會攝取與儲存一·五億公里外的太陽所帶來的能量，實在高明。還有空氣和水。

但最重要的是，植物仰賴泥土給予養分。泥土裡有什麼呢？比我們想像得多。泥土是很神祕複雜的組合，裡頭有礦物質、維

生素、金屬、有機物、微生物（要透過顯微鏡才看得到的活生生有機體，本身就會吸收與排泄），還有許多其他必需物質。植物、樹木、藤蔓都是從土壤取得養分，長出作物，而我們看到之後就拿來吃。

　　我們和植物都是活的，這是很重要的共同點。植物所需要的物質中，許多是身為動物的我們不可或缺的，且形態相同。這可不是巧合。因此，當我們吃蔬果、莓子、豆類、穀物、堅果時，就會獲得這些另一種生命能吸收的完整養分。蔬果宛如中介，讓我們吸收到存在地球土壤中的物質。

　　營養的旅程就是這麼奇妙，先從土壤進入植物的細胞，再進入我們的細胞。我們提供身體食物，繼而給予細胞營養，而那才是我們真正的存在層次──每個人都是由超過七十兆個細胞所構成的奇蹟組合。

　　我們的細胞內有許多作用在進行。化學物質隨著潮汐般的液體進出，過程會產生能量、送出與接收訊息，也會創造與摧毀物質，還會運走細胞殘屑。細胞裡有我們的藍圖，亦即讓我們生存與蓬勃發展的基因指示。但即使是基因與染色體，也會回應環境，也就是依我們的選擇所創造出的條件。沒錯，我們都會受基因易感性（genetic dispositions）影響，而它會如何表現，有很大的程度端視我們把什麼東西吃進肚子。

　　表觀遺傳學（epigenetics）就是專門研究這個主題的全新科

學，探討基因如何表現，以及為何如此表現。過去，我們認為基因是宿命決定的，現在則學到，我們對於基因的掌控能力比想像的還高。若能透過正面的生活形態選擇，包括食物、水、習慣，甚至思想，以維持 DNA 健康，就有可能過著長壽、有生產力的人生。另一方面，我們也可能因為不良的選擇，開啟了致病基因的表現。要是 DNA 受到太嚴重的破壞，接下來就大勢不妙，例如罹癌。

近年來，科學家投注相當多的心力研究「端粒」，也就是染色體的末端。端粒的長度取決於我們給身體多少壓力，包括來自營養與其他方面的壓力。壓力越大，端粒就越短，生命也跟著縮短。我們選擇的每一種食物，對於細胞甚至染色體都很重要。

雖然細胞、染色體與端粒很神奇，但仍需要我們提供適當原料。若要為細胞運作提供燃料，我們就得吃細胞需要的東西。

那麼，細胞需要什麼？

細胞需要水，我們會在第四章中討論。細胞也需要氧，這會在第七章中談論。

細胞還需要食物。蛋白質、碳水化合物、脂肪稱為巨量營養素，是生命的基本需求，能創造人體並給予燃料。此外，我們還需要一長串其他重要物質，例如維生素、礦物質、鹽、酶、輔酶、抗氧化物、電解質、微量營養素、植物營養素、類黃酮、類胡蘿蔔素、微生物、酸等等，不勝枚舉。科學家不斷提出新發現，我

們根本沒辦法完全記住。

　　那麼該怎麼做，最能滿足細胞的需求呢？你答對了！各式各樣完整、新鮮、乾淨的植物性食物，其中以未經加工的居多。接下來就逐條說明。

## 為什麼全食物很重要？

　　「全」指的是完整的蔬菜水果，或任何未經加工的東西，對我們來說應該挺容易處理的。全食物不僅最健康，也最方便。

　　柯林・坎貝爾（T. Colin Campbell）是知名的《救命飲食》（*The China Study*）作者，這本書談到他主持的二十年超大型研究計畫，探討營養與健康之間的關係。坎貝爾對於全食物的觀察如下：「每一顆蘋果裡有成千上萬抗氧化物，除了維生素 C 等少數物質外，我們對這些抗氧化物的名稱並不熟悉。但每一種都是強大的化學物質，都可能扮演重要角色，支持人體的健康。這些物質會影響人體內數不清的代謝作用，但如果只評估其中一種物質的特定影響，不足以解釋整顆蘋果帶來的效應。因為幾乎每種物質都會影響其他物質，繼而產生的生物影響根本難以計數。」

　　**可能產生的生物影響根本難以計數**，而這還只是一顆蘋果而已。想像一下，在平凡的一天中，我們吃了許多完整的新鮮蔬果、穀類、豆類、堅果與種子，接下來體內會發生什麼情況？我們當

然會得到所有生命需要的基礎營養素，還會啟動無數的作用，提升健康。

　　而我們要做的就是吃下去。在此同時，不妨對食物表達敬意、感激，還有一些愛。

　　最重要的是，我們得吃下食物，吃它原來的模樣。

　　看看營養的全食物黃金準則：綠色、看起來漂亮、纖維多、不會太甜。不愛吃蔬菜的人當然不愛，但吃菜對每個人來說保證有好處。

　　青花菜是十字花科植物。這類植物有四葉花瓣，像個十字架，拉丁文稱為 crux。青花菜源自義大利，是優良、便宜、營養的農家主食，現在到處都見得到。就像每一種植物性食物，青花菜有成千上萬的化學物質，許多屬於科學的未知範圍。但我們確實知道，青花菜非常有益健康。如果有人開發出一種藥丸，裡頭包含一份青花菜裡所有的救命物質，那我們要馬上服用，還要頒發諾貝爾獎給發明人。不過，要做出這樣的藥丸實在超出科學界的能力範圍，而且我們也不需要。直接吃青花菜就行了！

　　青花菜究竟有什麼好處？首先，它是維生素 A、C、K、葉酸與纖維的絕佳來源，也是錳、色胺酸、鉀、鎂、Omega-3 脂肪酸、鐵、鈣、鋅、維生素 B 與 E 的優良來源，還有類胡蘿蔔素中的葉黃素與玉米黃素，具有保護眼睛等功效。

　　青花菜甚至能提供本身並不包含的蘿蔔硫素，這是一種硫化

合物。蘿蔔硫素不存在於青花菜中，但我們咀嚼時，唾液中的酶會和青花菜所含的蘿蔔硫素前驅物結合，神奇的事情就瞬間發生。蘿蔔硫素之後會啟動兩百種不同的基因，有些會保護我們不罹患癌症，其他則預防癌症擴散。研究人員發現，蘿蔔硫素尤其能阻礙乳癌與攝護腺癌細胞的生長。而且它的好處似乎會拓展到身體每個部分的基因，殺死癌症幹細胞，維持 DNA 甲基化正常，進而調節基因表現。此外，蘿蔔硫素還會殺死破壞軟骨的酶。（你以為酶都是好的嗎？大自然可不是那樣運作的）。

十字花科還有其他蔬菜，包括花椰菜、羽衣甘藍、球芽甘藍、高麗菜，都有類似的保護與抵抗疾病能力。如果聽起來很厲害，你還要知道，生的青花菜苗比青花菜的保護性化學物多出二十到五十倍。

青花菜對人類的益處不僅於此。事實上，我們並不清楚在一片水果或蔬菜中包含的一切，即使有最成熟的實驗室分析，也無法解釋這些食物進入身體後所產生的所有化學作用與交互作用。

《傅爾曼醫生教你真正吃出健康》（*Eat to Live*）的作者喬爾・傅爾曼（Joel Fuhrman）醫師指出，番茄有一萬種植物營養素，其中許多尚未被辨識。換言之，即使一個平凡無奇的番茄，也具有健康與療癒的神祕力量。我們能拿起番茄、買回家、吃進肚裡，卻沒辦法真正瞭解它。

如果單單一種蔬菜就具備這麼多神奇豐富的寶物，那麼一大

碗豐盛的沙拉裡有多少有益健康的內涵？記住，營養素的龐大數量只是故事的開場白，真正重要的是，它們的細胞如何與我們的細胞起反應，進而產生酵素（酶）及其他物質。而所有蔬菜、香料與藥草的化學物質，如何與單細胞有機體交互作用，也十分重要，也就是如何強化與支持彼此，一起發揮作用。接下來，還要加上我們的飲水、呼吸的空氣、從陽光中吸收的能量。一時之間，我們能從全食物取得的好處多得超乎想像。

儘管我們永遠無法完全瞭解大自然的力量，卻可以很輕鬆地利用。方法就是，完整地吃進去。

若只想攝取食物的其中一部分，可能會讓自己陷於缺乏重要物質的風險。我們自以為可以讓大自然生產的食物變得更好，但有時只是弄巧成拙。加工食物或只取食物中的單一成分，就會產生未知數，讓身體承受營養不穩定及混亂的潛在問題。所以，全食物是必要的。

例如，食品製造商將穀類的糠皮去除，然後製作穀片與麵包，這樣穀物或麵包就少了有益健康的纖維等營養成分，只剩下單一碳水化合物，吃下去就像打了一劑純純的糖。同樣的情況也發生在將水果榨出果汁、扔棄果肉，或從堅果、種子、蔬菜榨油，基本上也就是榨汁。這些作法都是讓自己吃下熱量密度高的脂肪，並拋棄纖維。

我們談到纖維時，彷彿纖維只是蔬果的一部分，但事實上，

它**就是**蔬果的實體本身，不僅包含汁液，還有營養素與一切，不單是讓我們放慢消化、刮淨大腸的有用之物（雖然有此功能）。人體不會消化纖維，但腸道裡健康的微生物能做到這一點，還會產生更有益、具保護性的化學物質。

　　一旦有了改變，食物對我們的影響將大大不同。《英國醫學期刊》刊登過一項大規模的研究，發現每星期至少吃兩次水果的人，尤其是蘋果、藍莓與葡萄，罹患第二型糖尿病的機率，比每個月只吃不到一次的人低了二三％。但是每天喝果汁一次以上的人，罹患糖尿病的風險比沒喝的人**增加**二一％。

　　「我們的資料進一步支持目前提高全水果攝取量以預防糖尿病的建議，但不建議喝果汁。」哈佛大學公衛學院營養系研究員與該研究的主要作者村木功（Isao Muraki）說。

　　加州波莫納學院（Pomona College）曾進行過一項研究，結果發表在《食品與營養研究》（*Food & Nutrition Research*）期刊。在這項研究中，兩組受試者吃下熱量、脂肪、蛋白質與碳水化合物一模一樣的餐點，唯一的差別在於，其中一組吃全食物，另一組則是吃加工與包裝的食物。之後研究者測量了兩組受試者代謝的熱量，結果發現，若是吃加工食物，燃燒的熱量只有另一組的一半。作者表示：「這代表加工食物比例高的飲食，會促成熱量同化增加，可能導致體重增加。」

　　另一項研究則是出自加拿大紐芬蘭紀念大學的學者，衡量加

工過程如何影響食物的保健內含物，也就是那些可作為天然藥品的有益物質。「在多數情況下，」這項研究指出，「加工會對機能食品與保健食品的生物活性成分產生負面影響。因此，加工程度最少的產品，最能符合有健康意識的消費者需求。」

如果我們吃的東西經過了操控、分解、摻雜，並拋棄大部分纖維（與營養成分）的加工過程，最後從實際面來看，我們是攝取了食物，卻缺乏飲食該帶給我們的健康益處。我們獲得了生存必須的熱量，但營養全部沒有攝取到。正如傅爾曼醫師所言，我們最後機械式地吃飽了，但從營養的角度來看卻是飢腸轆轆。如果經常這樣做，絕對會為細胞帶來傷害。長期下來，就會造成某些慢性疾病。

誠如前文所引用的報告，即使熱量一樣高，人體代謝對全食物和加工食物的反應也不同。有些人後來變得肥胖、不健康，並非因為吃太多，而是吃了太多非全食物。

加工過的包裝食品總是含有對細胞不好的東西，例如糖、高果糖玉米糖漿、精製小麥粉、化學防腐劑、調味料及色素。就算你看了成分列表，仍不知道裡頭的一切（更別提加工食品中經常出現的昆蟲與老鼠糞便）。商業食品產業已完全失控，以至於我們在吃加工食品時，根本無從得知自己究竟吃了什麼。

但如果我們吃夠多的全食物，就不會有空間留給其他食物。

# 何謂新鮮？

　　說到食物，**新鮮**可說是濫用得最嚴重的詞彙之一。在廣告與行銷業者的共同操作下，這個字幾乎什麼都適用。新鮮食物的最佳定義，是尚未存放太久就食用的農產品。其實蔬果在摘取後，幾個小時內，裡頭的保護性營養素就會開始分解，而植物從陽光中吸收的明亮能量，也開始變暗。

　　二〇〇三年，西班牙食品科學技術部植物化學研究室進行過一項研究，測量剛採收的青花菜維生素 C 與類黃酮含量，之後又模擬商業運輸及配送環境，把青花菜以保鮮膜包好，並以剛好高於冷凍的溫度儲存一個星期。這時，研究人員再度測量營養含量；過了三天（亦即通常銷售期間將結束時），再測量一次。

　　這項研究結果發表於《農業與食品化學期刊》（*Journal of Agricultural and Food Chemistry*）。「結果顯示，和剛採收的青花菜相比，在兩個時期結束之時都出現大量的營養素流失。在冷藏儲存與零售時期結束時，流失的總硫代葡萄糖苷（抗癌化學物質）分別為七一％與八〇％、類黃酮分別為六二％與五一％、芥子酸衍生物分別為四四％與五一％，而咖啡醯奎尼酸則為七三％與七四％。儲存與零售期間，也偵測到所有化合物的濃度有些微差異。」

　　簡言之，這十天的時間減損了青花菜在採收時所包含的大量

優良物質。儘管研究結論指出,「配送與零售期間對維生素 C 的影響很低。」但這無法帶來多少安慰。

在談到農產品時,「新鮮」一詞也表示這農產品已經完全成熟,營養素與酵素都達到巔峰,之後才採收。這也很關鍵。

如果水果尚未成熟,其內含養分也是。維生素、礦物質、酵素與抗氧化物,都需要時間才能完全發展。土壤是農產品的營養來源,如果農產品還沒成熟即摘採,會剝奪它的潛在好處,我們也無法獲益。當我們要吃的時候,這些水果可能看起來很漂亮、成熟,而且營養豐富,但因為它是在未成熟的時候採摘的,所以營養成分就沒有了。

加州大學戴維斯分校果樹園藝系的研究者,在〈採收前與採收後因素對園藝作物的維生素 C 含量的影響〉(Preharvest and Postharvest Factors Influencing Vitamin C Content of Horticultural Crops)這篇論文中,測量諸多不同因子如何影響農作物的維生素 C 含量,其中一項便是蔬果採摘時是否成熟。「雖然採收後,農作物仍可長出成熟的顏色,」作者寫道:「但營養素可能不完整。紅色甜椒、番茄、杏桃、桃子與木瓜的維生 C 含量,在成熟後採收會比較高。」

這麼一來,幾乎抹煞了我們在商店與超市所購買的一切。因為所有農產品都必須在成熟前運送到別處,否則等顧客買到時都腐爛了。

　　該怎麼解決這問題呢？首先，我們要盡量吃各式各樣的植物性食物，以彌補其中缺乏的營養素，同時也要盡力取得新鮮蔬果，盡量縮短收成到餐桌之間的時間。

　　要做到這一點，首先是留意我們購買的農產品，尤其是產地。以前，蔬果是有季節性的，只在一年的某段期間買得到，其他時間沒有。但隨著運輸與冷藏技術普及，現在想買什麼，幾乎隨時都能買到。以多數農產品而言，如今已無季節之別。我們可把這情況視為進步，但頂多是好壞參半的進展。

　　種植在十六公里外的蘋果，與種在超過二千四百公里之遙的蘋果並不相同，雖然外觀看起來似乎差不多。以美國人來說，我們應該吃來自紐西蘭的富士蘋果，還是明尼蘇達州的蜜脆蘋果？答案連傻瓜都知道，即使你比較喜歡富士蘋果。如果某農產品在我們的土地不屬於產季，最好是幾個月都別吃那樣東西。

　　事實上，冷凍蔬果（尤其是有機的）會優於從遠方送來、卻沒有冷凍的農產品。該吃從阿根廷運來、以慣行農法種植的新鮮藍莓，還是來自加拿大的冷凍有機野生藍莓？我選後者。我熱愛新鮮農產品，但一年的大部分時間，我會吃冷凍莓果。成熟水果在採摘後儘速冷凍，能保留未成熟就採下的鮮果所缺乏的養分。

　　另一種策略是，盡量向農場攤位或農夫市集採買食物。「吃在地」的論點不光有哲學意涵，如果我們吃住家附近種植、剛採收的作物，在營養層面有真正的差異。向小農購買，能避免食物

供應落入大型農企的完全掌控，也對我們的健康有好處。小農會真正觸摸到作物，也會吃自己種的東西。

開闢有機菜園，是取得新鮮食物的好辦法。在住家或附近自己種菜，不使用化學物質，在盛產期採下，五分鐘之後就吃（現採現吃更好）。即使是一株樹木或一小畦泥土菜園，也能種出許多農作物與香草，足以為人體健康帶來真正的不同，讓我們與食物重新連結。如果是自己種的，在料理與食用時一定會更留意。自己種食物是很好的方式，對自己的健康可負起更多責任。

要確保取得新鮮蔬菜，最後一種方式是吃芽菜或菜苗，而不是蔬菜本身。先前提到，芽菜幾乎總是比成熟的農產品有更高的營養含量。

印度聖雄普勒農業大學（Mahatma Phule Agricultural University）的生化系曾進行穀物在食用之前發芽的研究，發表在《食品科學與營養學評論》（*Critical Reviews in Food Science and Nutrition*）。「穀物在發芽少許時間之後，」研究者提出結論，「會促成水解酶的活性增加，提升某些必需胺基酸、整體糖分與維生素 B 群的含量，也減少乾物質、澱粉與反營養物質。」

在另一項研究中，德國研究者讓小麥仁發芽一個星期，並在不同階段進行分析，以瞭解發芽對養分的影響。整體而言，發芽過程會大幅降低麩質蛋白，同時增加葉酸，可說是一舉兩得。《農業與食品化學期刊》曾刊登過一份研究，指出發芽時間較長的

話，「能促成總飲食纖維大量增加，也會大幅提升可溶性食物纖維」，其中可溶性食物纖維增加為三倍，而不可溶性纖維則減少一半。

　　健康食品行可找到各種芽菜，在家種植也很方便。你只需要一點有機種子、一點水、瓶子或種植盤，還有陽光就行了。很快地，你會擁有世上最營養的食物，全年供應，且價格低廉。

　　工業化改變了我們的食物供給，而新鮮的問題也變得更加迫切。以前，連城市居民也距離種植食物的農場不遠，如今食物來自全球各地。我們果真以為，這種變化不會影響食物的品質，或損及我們瞭解與掌控自己吃進什麼的能力嗎？我們對於植物生長、採摘與處理的環境有沒有任何概念？沒有。我們對其所生長的土壤、空氣、水品質有任何瞭解嗎？沒有。然而，這些因素都很重要，是滋養食物的要素。然後食物才會來到餐桌，滋養我們。

　　一九九七年，《英國飲食期刊》（*British Food Journal*）探索農產品的營養水準在過去五十年如何衰退。結果發現，蔬菜中的平均鈣質含量下降至原有水準的八一％。蔬菜中的鎂、銅、鈉，以及水果中的鎂、鐵、銅與鉀含量大幅減少。最大的變化是蔬菜中的銅含量，少於原本的五分之一。過去五十年來，唯一沒有明顯差異的礦物質是磷。此外，這項研究指出，「水果的水分明顯增加，乾物質明顯降低。」這表示食物含有的纖維比較少，因此營養與風味也不若以往。

　　德州大學生物通訊研究所與生化研究所的科學家，追蹤一九五〇年到九九年間四十三種園藝作物的營養素變化。「整體來說，」這份報告指出，「四十三種食物當中有六種營養素（蛋白質、鈣、磷、鐵、核黃素與抗壞血酸）出現明顯、有統計信度的減少。」

　　主持這項報告的研究者唐諾‧戴維斯博士（Donald R. Davis）說：「最可能的解釋是，今天使用的栽培品種和五十年前的差異。這五十年來，人們投入大量心力培養新品種，這些新品種有更高的產量、更能抗蟲害，或更能適應不同氣候，但主要是為了提高產量。新浮現的證據顯示，當你選擇產量，作物會生長得更大更快，但未必有能力同時加速製造或攝取養分。」

## 為何多樣化攝取這麼重要？

　　科學家告訴我們，在農業尚未出現前，人類會吃幾百種蔬果，全都是野生的，且每一種有些微差異。今天，一般飲食中約有三十種常見食物。你認為，這對我們的健康會帶來什麼不同？

　　「從演化來說，人體的設計是要吃各式各樣的食物，」埃默里大學（Emory University）的人類學家喬治‧阿梅拉戈斯（George Armelagos）說：「我們的狩獵採集者祖先，經常吃各式各樣的全食物，避免覺得無趣。如今，我們的飲食系統看似五花八門，

事實上，主要仍是由玉米產品與精製糖含量高的食物所構成。」

麥克‧葛雷格（Michael Greger）醫師也是「食物真相」（nutritionfacts.org）網站的主持人。他說，史前人類一天攝取約一萬毫克的鉀，全是來自蔬菜水果。今天，鉀的每日建議攝取量為四千七百毫克，比史前人類攝取量的一半還少，但從美國政府所提供的數據來看，只有不到二％的人攝取到每日最低建議量。這還只是一種營養素，即使鉀確實很重要，對心血管健康來說尤其如此。根據《美國心臟病學會期刊》的研究，若每日增加一千六百毫克的鉀攝取量，可降低二一％的中風風險。

卡洛琳‧狄恩（Carolyn Dean）醫師是鎂營養素協會的醫療指導，她說，缺乏這種重要礦物質的情況已經越來越常見。她指出，從食物與水攝取的鎂含量在美國漸漸下降，從一九○○年代一天高達五百毫克，降至現在每天僅一百七十五到兩百二十五毫克。美國國家科學院發現，以鎂而言，多數美國男性僅攝取每日建議量的八○％，而女性只有七○％。

即使是類似的食物，也有明顯不同的營養素組合。羽衣甘藍和青花菜都是十字花科，兩者都有益健康。但依據美國農業部的資料庫，一杯生的羽衣甘藍有一百毫克的鈣及三百二十九毫克的鉀，總熱量為三十三大卡；一杯生的青花菜只有四十三毫克的鈣及兩百八十八毫克的鉀，熱量為三十一大卡。不過，這不表示我們要放棄青花菜，改吃羽衣甘藍，因為先前提到，青花菜還有許

多其他有益健康的物質。所以要吃青花菜，**也要**吃羽衣甘藍。

　　正因如此，要吃各式各樣的食物很重要。之前提到，連科學家也沒辦法把植物性食物中的每一種營養素都列出。但我們知道，這些營養素都有益健康。飲食的種類越少，我們得到的營養素也越少。事情就是這麼簡單。

　　國際營養科學聯合會的會長馬克・瓦爾奎斯特（Mark L. Wahlqvist）教授，曾在〈飲食多樣性作為食物攝取的定量描述〉（Food Variety as a Quantitative Descriptor of Food Intake）這篇文章中寫道：「在飲食指南中納入食物多樣性的主要原因，已是被廣為接受的概念：吃更多樣的食物，能提高營養素的適足程度。」

　　我們在買高麗菜的時候，可能不知道高麗菜有數百種不同品種，每一種略有差異，各有獨特的營養素。在理想的世界裡，我們全部都吃。

　　當然，要讓飲食更富多樣性，實際上是有難度的，得要求附近超市進十幾種不同的高麗菜，而大型農產公司必須種植並推廣所有種類的高麗菜，這可不容易。缺乏獲利動機，才是讓我們處於缺乏蔬食的真正原因。

　　因此我們需要睜大眼睛，努力觀察。即使已有喜歡的味道，仍得找出新種類的羽衣甘藍、萵苣、番茄、瓜類、香草。就花心一點吧，誰來都好，別對老伴那麼忠誠，不肯嘗試新口味。多認識你的食物一點點，要能辨識不同洋蔥的差異。把臉湊上去，吸

一口氣。我們太少讓嗅覺好好表現一下。成熟植物具有強烈誘人的香氣，會讓人產生近乎性愛、充滿感官的欲望，就像聞到情人身體的香氣。說是性並不過分，因為在野外，那股香氣正是植物用來吸引鳥類與蜜蜂的注意。

現代農產品產業給我們的食物，聞起來沒什麼氣味，通常嚐起來也沒什麼特別。無怪乎當新品種的梨子或甜椒出現時，我們不覺得興奮，因為根本分不出差異。甜椒就是甜椒嘛！但其實並非如此，就像性愛不會千篇一律。

垃圾食品大廠就是這麼瞭解飢餓生理學：打開一包多力多滋，嗅嗅冒出來的強烈油脂、鹽與糖的香氣。那是小心製造出的香氣與味覺誘惑，要引誘你以為自己吃的是某種不可或缺的東西。食品工程師操控著我們，懂得利用我們的大腦。但如果我們能擺脫垃圾食物癮，更能分辨真假食物，那些化學香氣就無法引誘我們上鉤。

為使攝取的營養更富多樣性，沙拉是一個好選擇，值得你瘋狂愛上它。沙拉通常綜合了各種生鮮的全食物，沒有受到任何汙染。我們的飲食攝取量差不多該是這樣：一大份全日沙拉菜單，有一道道新鮮的完整蔬菜、芽菜類、水果、豆類、堅果與種子。當然還有以健康油脂製成的淋醬，例如橄欖、芝麻、核桃或酪梨油，或聽起來有點陌生卻非常有益健康的印加果油。淋醬都要是冷壓製成的，千萬別加進糟糕的瓶裝沙拉醬、乳酪、肉類、麵包

丁、培根塊，或任何便宜的碳水化合物、不健康脂肪、非必需熱量等添加物。想讓沙拉甜一點，平衡綠葉的苦味？可搭配新鮮水果，或是一把葡萄乾、蔓越莓乾或櫻桃乾。需要更多飽足感？就加一大匙鷹嘴豆泥、酪梨塊，或是一把核桃。想來點健康的蛋白質？把生藜麥在溫水中泡半個小時，軟化之後，灑到沙拉上，或加點黑豆。

顯然我們談的不是一小碗精緻沙拉，裡面只有萵苣、番茄、小黃瓜，或許還有幾根胡蘿蔔絲增色，和一大堆淋醬。現在我們的沙拉要很壯觀，是主食，不是配菜，要用更大的碗來盛裝。

我做的每一道沙拉都各有不同，蔬果昔的配方也不重複。如果把多樣性比喻為生活的香料，那麼缺乏變化就相當於淡而無味的一餐。

選擇多樣化飲食還有另一個好理由。每種蔬菜水果除了營養素之外，也有天然的毒素。這些刺激物與驅蟲劑是為了擋下食草動物，以免被動物吃太多。有些物質是天然的殺蟲劑，有些植物甚至含有昆蟲避孕劑。如果我們讓農產品更多樣，就不會攝取過多的有害物質。但若一再吃相同的植物，那麼毒素或酶抑制劑可能會持續累積，最後導致過敏反應，反倒害了自己。

# 乾淨的意思是天然

談論食物時，乾淨不代表「沒有泥土」。事實上，泥土可能是食物所接觸到的東西當中最乾淨的。乾淨的意思是沒有化學殺蟲劑、殺幼蟲劑、除草劑與肥料。乾淨意味著有機或野生採收。

有時會有人問：「蔬菜不都一樣嗎？為什麼要多花錢買有機的？」嗯，這就是重點：因為不一樣。

殺蟲劑與除草劑這類化學藥品的工作是殺死會吃掉植物、毀壞作物的昆蟲，並控制討厭的雜草與其他植物。但能殺蟲子的東西，對人體來說健康嗎？

二〇〇四年，美國國家衛生院的科學家發表一項研究，發現一萬七千名住在殺蟲劑用量增加的農場孩童，罹癌風險也增加。研究發現，暴露於有機磷酸鹽與有機氯（常在殺蟲劑中出現的化學物質）的環境中，和諸多疾病有關，包括幾種癌症、白血病、淋巴瘤、帕金森氏症、肌萎縮性脊髓側索硬化症、胎兒出生缺陷、氣喘與其他呼吸道疾病、注意力不足過動症、糖尿病，甚至增加心臟病死亡的風險。

這些在農耕時使用的致命化學物質，並不會因為已列為非法而消失不見。一篇發表於《神經毒理學》（Neurotoxicology）期刊的文章記載，即使地特靈（Dieldrin）這種殺蟲劑已遭禁用，卻持續存在於環境中，就連帕金森氏症患者死後的大腦纖維中也

曾經找到。

　　我們可用水、醋或過氧化氫洗掉一些殺蟲劑，但不足以完全去除威脅。問題不只是殺蟲劑，而是殺蟲劑會和其他工業毒素混合起來，成為有害的食品添加劑、造成環境汙染，讓日常生活中充滿化學刺激物。這樣的情況正持續發生，未來也是一樣。在某些時候，免疫系統就是會招架不住，這時可能有東西會穿過我們的防禦線。致病的細菌或病毒會找到適宜的生長處，致癌物質也開始生根擴散。

　　這些化學物質在每餐、每天、每年持續累積，而「累積」才是真正的危機所在。政府可以向我們保證，若暴露於某種殺蟲劑，只要在某個量以下就不會有害。但政府的法規制定者如何確定我們還暴露於什麼物質？他們顯然不知道。相信我吧，這駱駝的背上肯定不只一根稻草。

　　正因如此，即使有數不清的規範，大家還是會生病，然後因罹患癌症與帕金森氏症而病故。這些法規的存在，是告訴公司如何規避懲罰，而不是保護我們。

　　史丹福大學曾進行一項研究，引起眾人矚目，因其聲稱，有機農產品和非有機農產品的營養成分，不具有意義上的差異。許多人會想相信，理由顯而易見。不過，就連那份研究也發現了，有機草莓的維生素 C 含量比較高，以及有機農產品比一般農產品含有更多據信有助於預防癌症的酚類。其他研究則發現，有機

食品比栽種時使用殺蟲劑的農產品要健康。

　　華盛頓州立大學永續農業與自然資源的學者，研究了三百八十四份有機與一般牛乳樣本。這些樣本是花了十八個月，從全國各地的乳牛取得。有機牛乳的 Omega-3 脂肪酸多出六二％（我們對 Omega-3 脂肪酸的需求，通常是越多越好），而我們經常已攝取太多的 Omega-6 脂肪酸，則低了二五％。然而，這並不代表飲用牛乳有益健康，對成人來說尤其如此，卻也顯示出攝取有機食物的營養效益。

　　《化學中央期刊》（*Chemistry Central Journal*）曾刊登一項研究，是測量釀酒用與鮮食用的葡萄表皮上，類胡蘿蔔素、總多酚含量及抗氧化物的活性。這些葡萄包括有機與一般葡萄，有機葡萄明顯有較多的有益物質。另一項研究則是出自加州大學戴維斯分校的食品科學與科技系，比較一般與有機草莓、黑莓與玉米中，多酚類及維生素 C 的含量。研究結果指出，「統計上來看，採用有機與永續種植法的食物裡，酚類總含量一直高於慣行農法種出來的食物。」

　　二〇〇一年，有篇刊登在《輔助和另類醫學期刊》（*Journal of Alternative and Complementary Medicine*）的文章，比較有機與一般植物性食物的營養價值，「比起一般作物，有機作物明顯含有較多的維生素 C、鐵、磷，而硝酸鹽則明顯較少。」這份報告指出，「有機與一般農產品的營養素含量，顯然有真正的差異。」

可以確定的是，沒有任何科學家曾說過，吃下殺蟲劑對我們有好處。

吃有機食物，顯然表示我們會減少自身負擔的毒素，善待肝與腎，畢竟這兩個器官已經夠忙了。吃有機食物能減緩全身的壓力，不光是消化系統。新的農業化學物質時時都在發展，沒有人能確定這些物質長久下來對人類有何影響。

的確，有機食物的種植成本比較昂貴，消費者得願意支付才行。甚至有人認為有機食物是奢侈品。我總是回歸到同一個問題：我們要把錢交給農夫還是買藥來吃？我們想要以後砸大筆金錢，修補今天造成的傷害嗎？一旦把潛在風險與報酬相比，就會覺得多付點錢吃乾淨的食物是物超所值。想維持健康，我們唯一能做的重要舉動就是注重飲食。如果良好的乾淨食物不值得我們花錢，那什麼值得呢？

有機黑莓的價格會是普通黑莓的兩倍嗎？跟化療的費用比起來，你還覺得貴嗎？以有毒物質耗損你的身體、毀壞免疫系統、五臟六腑都要吐出來、頭髮掉光，你還是覺得多花三塊錢買有機食物不划算嗎？

身體會對你放進體內的東西起反應。這個道理很簡單。如果我們談論的是車子，你就會接受這個道理。身體不也如此嗎？

乾淨，也表示食物不含基因改造生物（GMO）。這東西挺可怕的，每天新聞都在報導大型公司如何費盡心思標示基改食

品。光是這項事實，就擺明了我們需要知道的一切。

　　基因改造生物是指在 DNA 層次已改造過的種子和穀類，其基因受到操縱，通常是為了讓它們更能對抗蟲害。吃了含有基因改造生物的食物，究竟對人類有什麼害處？我們並不知道。這就是重點所在，基改食品問世還不夠久，無法判定長期的影響。就我看來，這就是避開基改食品的好理由。證明基改食物不安全，不是我們應該擔負的責任，開發與銷售這些產品的公司才應該進行試驗，說明基改食品不會對人體健康造成威脅。我不想當孟山都（Monsanto）免費的實驗室老鼠，你想嗎？我信賴的是大自然，而不是追求獲利的化學公司。

　　二〇一二年，法國坎城大學的學者公布一項研究。這項研究為期兩年，是給予大鼠含有孟山都基改玉米的飲食，並與食用非基改玉米的大鼠相比較。學者指出，接觸基改食物的大鼠比控制組更早死亡，腫瘤與器官損害率也比較高。幾個月後，發表這項研究的美國科學期刊收回了這篇研究，想必是因為法國研究似乎缺乏結論。但也有些學者批評，此決策是有政治動機，有人稱之為「科學審查」。

　　或許有一天，人們會說基改食品的技術可用來做好事，也證明是符合健康的。我得說，那就期待好運到來吧。我還是會繼續盡量吃天然乾淨的食物。

# 生食為何重要？

吃生食有許多好理由。

首先，生食保留了所有的水分，能促進人體的水合作用。生食也能讓身體組織鹼化，而烹煮過的熟食會讓體內變得比較酸，進而引發問題（在第九章〈原力四：鹼性食物〉會提到）。

先前提過蘿蔔硫素的好處，青花菜都能提供嗎？只要未經高溫烹煮就行。加熱會破壞某些營養素。因此無論是吃青花菜或菜苗，至少必須有些是生的。

當然，並非人人都樂於遵守嚴格的生食飲食。我嘗試過，但只能維持短短一段時間。這畢竟是很激進的作法。烹煮是我們之所以為人的重要部分，也讓飲食更美味，還能更有趣、更多元。不過，全生食對健康的影響是值得留意的。

芬蘭庫奧皮奧大學（University of Kuopio）曾進行一項研究，發表在《美國臨床營養學期刊》（*American Journal of Clinical Nutrition*）。這項研究把百分之百吃生食的中年芬蘭全素者體內抗氧化物的含量，與雜食的芬蘭人相比。結果發現，全素者血液中 $\beta$ 胡蘿蔔素、維生素 C、維生素 E 的濃度明顯高於雜食者，而整體抗氧化物活性也比較大。

事實上，若從美國農業部建議的飲食攝取量來看，這項研究中的全素者相當驚人，其攝取的維生素 C 是建議量的三〇五％、

維生素 A 是二四七％，維生素 E 是三一三％、銅是一二〇％、鋅是九二％、硒則是四九％。大部分的美國人甚至連每日建議量都沒達到。

德國營養科學研究所公布的報告發現，全生食「可降低血漿中的總膽固醇與三酸甘油脂濃度」，代表有益心臟健康。

之前提過，對多數人而言，全生食並非能讓人胃口大開的選項。但前述與其他類似的研究已清楚說明：吃越多生的植物性食物，就會越健康。就是這麼簡單。

吃未烹煮過的蔬果，最好的理由之一在於能保留所有的酶，而酶對人體健康很重要。嚴格來說，酶並非營養素，但少了酶，我們根本無法運用吃進來的養分。

酶是由蛋白質分子鏈構成，扮演人體內每一項生化作用的催化劑。它不單存在於消化系統，而是存在人體的每一個部分。酶有成千上萬種，每一種只做一件事，因此缺一不可。

酶對人體機能很重要，再怎麼強調也不為過。想像一下你在打造一條路，你確定所有的物料與機械皆已到位，可開始施工，偏偏你竟然忘了雇用工人。如果身體缺少酶，就會變成這樣，根本無路可走。

消化酶能把食物分解成身體每個細胞可吸收、運送與利用的元素。少了足夠的酶，我們就無法完全獲得吃進的營養素所帶來的效益。

除了消化酶，我們也需要系統酶。系統酶牽涉到體內發生的一切，協助調節循環系統、淋巴、心臟、神經、內分泌、腎臟、肝臟與生殖系統。系統酶也維護我們的皮膚、骨骼、關節、肌肉與其他組織，還會清理血液，協助抗發炎。

酶的活動很複雜。消化酶會把養分變成酸，之後另一種酶再把它變成另一種酸，這過程會重複發生，一步接著一步，最後做出身體可利用的物質。

人體的肝臟與胰臟會有系統地造酶，但肝臟還有許多事要忙，中和我們吸收到的毒素。我們需要在能力所及，為這個過勞的器官減少負擔。正因如此，我們從外在來源取得酶變成重要的事。這些來源就是食物，以及酶補充品。

我們靠著八種主要的酶，取得食物中的營養素。其中一種專門處理蛋白質（蛋白酶），其他則是分解乳製品（乳糖酶）、纖維（纖維素酶）、脂肪（脂肪酶）等等。這些酶位於身體需要的部分，例如分解碳水化合物的澱粉酶就在唾液中，因此我們咀嚼時，嘴巴就會展開消化過程。

多數全食物都含有協助分解食物的酶，可說是精巧、設備齊全的系統。例如，牛奶有乳糖酶，可消化同時存在的乳糖。

可是，牛奶一旦經過低溫殺菌（加熱到剛好夠高的溫度，殺掉可能有害的微生物），酶也被殺掉了。少了乳糖酶，人體就不容易處理乳糖，因此許多人有乳糖不耐症。

　　提到飲食中的酶時，這就是主要問題。蔬果在採摘之後，酵素會很快死亡，而食物加熱到攝氏大約四十八度時，也會讓酵素死亡。也就是說，我們吃大部分的東西時，酵素已經死亡，即使這食物是有益健康的。加工食物從定義上來看，就是缺乏可用的消化酶。

　　缺乏酶的作用，會導致我們無法完整消化吃下的食物，從中提取所有養分。但我們無法得到營養的部分，仍需要代謝與排泄。那些廢物會以酸的形態存在，提高體內的整體酸度。過多的酸也會危及我們生產更多酶的能力，因此消化變差，酸性廢物增加，成為一連串不健康的作用：不適當的飲食讓我們變酸，於是損及我們的酶，讓我們又更酸。後面會談到酸性帶來的反效果。

　　如果酶的作用不佳，也會造成許多身體上的病痛，從退化性疾病、不良老化，到慢性發炎與疼痛都包括在內。

　　在《癌症化學療法和藥理學》（*Cancer Chemotherapy and Pharmacology*）發表的研究中，醫師給予接受結直腸癌手術與治療的患者消化酶。這種酶療法能「透過減少此疾病的徵象與症狀」，改善患者的生活品質。

　　顯然，我們需要吃完整的食物，其中有很大一部分要生食，酶才能活著，並發揮作用。正因如此，要吃含有很多未經烹煮蔬菜的大份沙拉，不能光吃萵苣。我們需要裡頭的酵素。

　　這本書的後半部，我會列出富含酵素的食物，包括鳳梨、木

瓜、酪梨、生蜂蜜、蜜蜂花粉等,都是很好的例子。肉類其實也包含很多酶,當然,一煮過之後,酶就死了。如果我們只吃韃靼牛肉可能沒事,只要大腸桿菌不逮到我們就行。但是消化肉需要許多酶,表示要起作用的酶嚴重不足。接下來的事你一定知道:這塊肉會躺在我們的胃裡腐敗、發爛,產生毒素累積與壞菌。

記住,有些蔬菜在烹煮後,其實更有益健康。番茄加熱後會釋放強大的抗癌物質茄紅素。胡蘿蔔、菠菜、蘆筍與一些蕈菇類在稍微蒸過或慢煮之後,會產生更多類胡蘿蔔素與阿魏酸,兩種都是抗氧化物。然而,這些食物也會失去一些水溶性營養素,例如維生素 C。所以再說一次,食物多樣性是好事,而烹煮也可為健康帶來好處。

## 每一口都重要

道理很簡單,我們需要專注於攝取優質的健康食物,不是只留心哪些東西不該吃(在第十一章〈營養壓力〉,我們會談論若給細胞不需要的東西,會造成什麼危險)。如果我們吃得正確,其他事情自然水到渠成。這就是我在本章談到的飲食優勢:我們需要很多優質食物,確保自己能得到適當的養分。這對於總是擔心吃太多的人來說,應該是個好消息。

另一個重要課題是,我們得留意自己吃的所有東西,和食物

重新連結，知道每一餐究竟吃了什麼。除此之外，沒有其他辦法能確保自己得到需要的東西。出於同樣的理由，新鮮、乾淨的全食物是正確之道。

記得，你吃下的每一口都決定了自己健康或不健康。這食物能不能為我帶來營養、帶來細胞需要的東西，強化我的健康？或許答案未必總是肯定的。要能不辜負任何理想並不容易，但若能確實做出好的決定，而不是壞決定，會發生什麼事？正確飲食可嘉惠自己，且不光是為今天和明天的自己帶來好處，而是從今以後的二十、三十、五十年。

一旦吃錯了，則會導致相反的情況──我們將對自己造成傷害，還會讓這可能致命的情況長期存在。屆時，一切恐怕已無法回頭，我們再也不能大啖速食，也無法在日常飲食加入一大份綠色沙拉與蔬菜，儘管我們希望自己還能這麼做。

# 任務清單

* 日常飲食要以新鮮完整的蔬果、豆類、堅果、種子與健康脂肪為主。肉類偶爾吃，且來源為有機與人道飼養；魚應該是野生捕捉的。

* 多數重要營養素的主要來源應該是全食物，而不是藥丸；這些營養素包括鈣、鎂、鉀、鈉、硫與所有維生素。

* 一天至少有一餐是生的蔬菜或水果（或兩者皆備）。因此，沙拉與蔬果昔對健康飲食很重要。

* 有機種植、在地生長的食物，絕對最適合食用，能讓我們得到完善的養分。

* 種類多樣化不僅是生活的香料，也確保能得到人體所需的各種微量營養素。每次見到新的水果、蔬菜或豆類，記得給它一個機會，嘗試看看。

* 多吃芽菜與菜苗。在家種植很簡單，也是力量強大的優質食物來源。

* 讓感官成為引導，吃真食物。因為真食物賞心悅目，聞起來香氣怡人！

# 3

# 為另一個身體提供飲食

之前提過，人體有超過七十兆個細胞，我們需要為這麼大量的細胞提供養分，好好照料。除此之外，我們還要照顧體內不屬於人類的細胞，且數量高達十倍。這些細胞是微生物，是存在於體內與體表的單細胞有機體，包括細菌、病毒、黴菌、酵母菌。嚴格來說，這些微生物並不是**我們**，但對於人體健康很重要，攸關我們的生存。不妨把微生物當成室友。

這些微生物和我們一樣，必須吃喝。

我們出生時，就從母親身上得到這些微生物，即使死了，這些微生物依然會在我們體內蓬勃生長，甚至沒發覺差異。我們離世以後，這些微生物確實會活躍起來，大啖我們，直到沒剩下什麼好吃的東西，它們才會離開。我們處於生命的循環，而這些微生物是循環中的要角。

微生物遭受許多報導責難，有人認為應該將它們趕盡殺絕。一款宣稱能殺光九九‧九％有害細菌的乾洗手凝露「普瑞來」

（Purell）就利用聰明的宣傳手法，成為家喻戶曉的品牌。我們只要一有咳嗽跡象，就開始服用抗生素，但免疫系統有八〇％是微生物構成的。益菌會把壞菌擋在門外，一旦使用了神奇藥物，就會把好的與壞的微生物一起消滅。抗生素變成現代生活的日常用品，但這麼一來，細菌就學會適應，產生抗藥性。倘若不夠謹慎，我們可能會回到抗生素發明之前的狀態，一旦有壞的微生物出現，我們將無力抵擋。

有些微生物**確實會**致病，我們稱之為病菌或病原體，但那都只是標籤罷了。如果人體內的環境不歡迎特定微生物，它們就無法停留夠久，導致我們生病。第十二章〈原力五：排毒〉會詳加討論。而我們的挑戰在於，建立起不利於致病細菌與病毒生長的環境。要做到這一點，可透過飲食，以及採取能支持整體健康與免疫系統的生活方式。

另一方面，有些微生物是能幫助人體的。舉例來說，人體皮膚上有好幾百種好菌，能幫我們吃掉壞菌，避免壞菌穿透人體防線。所以別太頻繁使用乾洗手，以免把好菌也殺光。

人體最大量也最重要的微生物位於腸道，以執行重要功能：協助分解我們所吃的食物。這些細菌是絕對必要的，能讓我們獲得養分。這些微生物不會吸收養分，它們愛我們，希望我們健健康康。這也是微生物的生存之道。

根據估計，人體腸道有五百種不同的微生物，每一種都有獨

特的功能與營養需求。有些微生物已和人類宿主一起演化，攝取某些物質，例如無法消化的纖維。其他則攝取蛋白質，還有些喜歡碳水化合物與糖。腸道的菌叢組合直接受到飲食選擇的影響。我們會決定該餵養哪些微生物、讓哪些微生物挨餓，替這些微生物創造生態系統。

《自然》期刊曾刊登過一篇研究，讓一組人類受試者吃動物性飲食，另一組吃植物性飲食。之後，學者研究這些受試者短期內的腸道微生物變化。即使才過幾天，肉食者體內導致腸道發炎的細菌就增加，蔬食者體內則是有更多避免人體發炎的微生物。「結果說明，腸道微生物群系（microbiome）會快速回應飲食變化。」作者寫道。

微生物並非坐等我們吃下它所需要的東西。微生物能發出信號，表達出它們極度渴望特定的食物。接下來，我們就突然瘋狂想吃甜食，還以為那是自己缺乏意志力，屈服於誘惑。微生物也會送出訊息，告訴我們是不是吃飽了。我們以為是自己的身體與代謝系統在說話，但恐怕不是這麼回事。自盤古開天，微生物即已存在，這背後是有道理的。它們知道如何生存。

如果我們給自己吃含糖、加工食物，那麼靠這些東西生長的微生物就會大量滋生，主宰消化系統，導致我們吃苦頭。如果我們吃健康食物，攝取健康食物的微生物就會蓬勃生長，我們也跟著受惠。這是我們與微生物之間健康的共生關係。

　　很神奇吧？是不是和恐怖片一樣：我們被外來者控制，要我們做些其實不想做的事。而我們乖乖聽話，以為是**自己**想吃冰淇淋，渾然不察已遭到戲弄。你應該聽過別人說：「哎呀，我的腸胃跟我說……」此人可不是開玩笑，腸胃確實會跟我們說話。

　　科學家仍需要瞭解許多關於微生物的知識，研究它們在人體內如何運作。不過我們已經知道，微生物是生命與健康中極為強大的力量。整體來看，微生物彷彿構成了另一套器官。科學家已經開始把「微生物群系」（每個人身上的所有微生物）稱作「第二大腦」。就像其他器官一樣，微生物群系可以是健康的，但也會生病。

　　每個人體內的微生物組成都不同，和指紋一樣獨特。部分原因是來自遺傳，但主要跟我們攝取了哪些微生物、鼓勵或抑制了哪些微生物生長有關。這些差異就來自於飲食。我們無法正面迎戰微生物，最好的作法是讓它們為我們所用，而不是對付我們。

　　攝取多樣、高纖的植物性飲食，並納入韓式泡菜或德式酸菜之類的發酵食物，有助於打造出健康的腸道環境，改善消化、營養攝取、排泄、免疫與預防疾病。今天有許多人會服用益生元補充品，提供「友善」的細菌營養，或者服用益生菌，亦即真正的細菌。但如果我們吃健康、多樣的飲食，就能從中得到所有的益生元與益生菌。

　　腸道的微生物多半存在於下腸胃道。加工食物嚴重缺乏纖維

與營養素，來到下腸胃道之前早已消化完畢。為了讓最健康的細菌維持足夠數量，我們需要吃很多生的、熟的與完整的蔬菜水果。高纖食物在抵達下腸胃道時相對完整，能在微生物之間發酵，讓微生物群系密集而活潑。

我們無法消化吃進來的纖維，但是體內許多益菌可以，並把纖維轉變成促進健康的化學物質。丙酸酯就是這種副產品，能阻止膽固醇合成，對抗肥胖。消化纖維的腸道細菌也會產生短鏈脂肪酸丁酸鹽，強化免疫系統，減少發炎，預防癌症。日本研究人員近年發現，丁酸鹽可減少實驗室小鼠結腸發炎。「這些發現可應用到預防與治療腸道發炎的疾病、過敏與自體免疫疾病。」率領科學研究團隊的醫師大野博司說：「使用丁酸鹽是天然安全的療法，此外它很便宜，可以降低患者與社會的成本。」

哥本哈根大學的研究指出，有四分之一的受試者腸道中缺乏足夠的細菌，而存在的細菌也不夠多元。這正是許多人面臨的狀況，和肥胖與腸道慢性發炎有關。

腸漏症是指原本該留在腸胃道的部分細菌、毒素與廢物，逃脫到血流中，在過去幾年相當受到注意。起初有些醫學專家懷疑這種疾病是否存在，但今天抱持懷疑的人已經減少。

在第十章〈關於蛋白質與肪肪的迷思〉我們會談到，吃進動物性食物之後不久，血液就會發炎，這反應彷彿有外來的入侵者出現。研究人員認為，這是因為肉的細菌逃出腸胃道，進入人體，

起因可能是微生物群系不健康。

　　含有纖維的食物來到下腸胃道並發酵時，會產生短鏈脂肪酸。短鏈脂肪酸很重要，可強化腸道壁的細胞，預防細菌漏出到血液，導致身體一團亂。

　　科學家才剛開始理解人體的微生物如何影響健康，甚至能送出讓我們陰鬱沮喪的訊號，改變心理狀態。過去幾年陸續有證據顯示，腸道微生物群系能影響神經發展、大腦化學、疼痛感知等各式各樣的行為。研究也發現，動物腸道中有益健康與致病細菌之間的平衡若出現變化，就會讓動物變得更魯莽或更焦慮。

　　加州大學洛杉磯分校消化疾病科於《腸胃學》（Gastro-enterology）期刊發表一項研究，將三十六名女子分成三組，其中一組吃有益生菌的優格；第二組則是給予類似優格的飲品，但裡面沒有益生菌；第三組則是什麼都不給。四個星期後，經過檢測，吃益生菌的組別大腦功能較強。科學家對此提出結論：「研究顯示，我們吃的東西會改變腸道菌叢的構成與產生的物質。吃大量蔬菜纖維的飲食者，和攝取高脂肪、高碳水化合物的典型西方飲食者，會有不同的微生物群系（或稱作腸道環境）組成。如今我們得知，這不僅影響代謝，還會影響大腦功能。」

　　訊息是雙向發送的，大腦也可以對腸道細菌發揮強大的影響。幾項研究顯示，即使是輕微的壓力，也會打亂腸道的微生物平衡，讓宿主更容易感染疾病，引發一連串分子反應，回饋到中

樞神經系統。如果把微生物移植到實驗室小鼠上，受體的大腦化學反應甚至行為，就會開始類似捐贈者。

今天，人類微生物群系的研究是科學界最令人興奮的領域之一，但這些都不是新奇的知識。早在二十世紀初，來自俄羅斯的諾貝爾獎得主伊里亞・梅契尼可夫（Ilya Mechnikov）即曾在理論中指出，某些腸道細菌在消化蛋白質時會產生毒素，讓體內環境變酸，促成老化。他認為，食用發酵乳製品（他吃酸奶）會引進降低腸道酸度的微生物，促進健康與長壽。自此之後，科學家發現益生菌有抗癌之效，也能減輕腸躁症、高膽固醇與高血壓等疾病的症狀。

之後，科學家又有許多發現。近來出現的「糞便微生物群系移植」，是運用外科手術、相當激進的補充作法，能成功改善腸道細菌環境。這是把健康者的少量糞便，移植到腸道疾病患者的腸內，讓微生物組成能立即改善。

沒錯，就是移植糞便。接受手術的人不僅健康得到改善，甚至和捐贈者一樣，愛吃某些食物。

但願你永遠不必動用到這種手術介入。不過，這倒是凸顯出微生物對人體健康有神祕的影響力，也提醒我們，照顧體內這些與我們相伴的非人類生命，絕對是重要任務。

# 任務清單

* 住在人體腸道內的細菌，就像另一個身體器官。好好提供食物給這些細菌，注意飲食，別讓自己吃進錯的、有害的加工食品，導致它們虛弱。

---

* 糖分與加工穀物會讓更多倚賴這些食物滋生的細菌繁殖，接著，這些微生物會送訊息到大腦，讓人想吃更多不健康的東西。與其靠意志力抵抗垃圾食物，不如吃好一點，我保證這麼一來，癮頭就會消失。

---

* 務必對抗生素保持高度謹慎，這種強大的藥物會不分好壞地把細菌趕盡殺絕。藥物應是最後手段，而非首要之務。就連含酒精的手部消毒劑與抗菌肥皂，也該避免使用。

---

* 人體內的微生物甚至會影響情緒與情感狀態。不妨考慮改變飲食，當作是改善人生觀的方法。

---

* 每天都該主動改善自己的腸道微生物，方法是吃益菌含量高的食物。德式酸菜、味噌湯、優格、克菲爾發酵乳，就是幾種能帶來正面改變的食物。

---

# 4

# 原力二：水

想像一下，有個器官占人體的三分之二。

想必是很重要的器官吧？這個器官的照護會成為重要的醫學專科，有醫師、研究中心、大學、整座醫院，專門照料這麼一個器官的健康。有讀不完的文章，告訴我們如何讓這器官保持最佳健康狀態。大家都會知道該怎麼做，讓它正常運作。

這個器官其實不存在，但基本上，水就是扮演這樣的角色。

水占身體的三分之二。水分占比高，是地球上所有生命的共同狀態，也是人體真正器官的共同之處。我們身上的每一種組織皆以水為主要成分，血液、骨骼等都是。如果列出水的功用，會讓其他器官相形見絀。若將缺水所造成的病痛列出，一樣會讓人大驚失色。

人體的水供應就和任何器官一樣，可以是健康有活力，機能良好，但也可能不足以發揮適當功能。如果我們留意身體裡的水，照料它的健康，就能立刻提高活力十足的機會。我們會自然

而然感覺到無比的好處。不蓋你,一切都有賴於我們喝的水。體認到這一點,是改善生活最簡單的方式。

　　或許有一天,真的會有醫師專門照護與治療人體內的海洋。但在那之前,我們得自己管理。

## 水的功能

　　我們或許不太記得,人體天生是含水量很高的。一個體重約六十八公斤的人,大約等同於十二桶的一加侖(約三‧七八公升)的水,再加上一包大約二二‧七公斤的化學物質。這就是人類。我們還是胎兒時,身體約有七五%是水分。水的比例會在老年降到最低,約六〇%。由此可見,水分越多越好。

　　人體的水以許多形態存在,約有四分之三位於超過七十兆的細胞內。人體內有許多不同的液體在流動,除了大約一又三分之一加侖的血液(譯註:人體的血液量約為體重的十三分之一;舉例來說,體重六十五公斤的人,全身血量約為五千毫升),還有細胞周圍的組織間隙液、胃液、黏液、膽汁、唾液、淋巴,以及眼球內、大腦與脊髓周圍的液體,有些人還有精液。基本上,這些全部都是水。

　　以前大家認為水是填充劑,宛如包裝材料,支撐所有的固體,以免彼此相撞。如今我們已然明白,水跟那些固體一樣,本

身就具有諸多功用。水不只是一種養分，還在每個系統執行重要功能。

　　不過，我們仍堅信自己是固體，即使乾原料只占少數。這就像我們看待自己居住的地球，它和人體一樣有那麼多的水，但我們仍認為地球是堅實的固體，實際上不是如此。人體也不是，而是會流動的，只是要把我們自己想像成那模樣，似嫌太過詭異。看鏡子時，我們不會看見液體，摸摸自己也覺得很堅實。水，宛如魔術師。

　　水是單純輕盈的分子，由兩個氫原子和一個氧原子構成，然而水卻有多種形態，地球上沒有其他東西可以像水一樣，展現出這麼多奇異的特質。為什麼水是液體，又能產生像水滴這麼完整的表面與形狀？水如何無視地球引力，沿著樹木與植物往上，從地表上升到天空？固體為什麼能漂浮於水上？蜥蜴為何能在水面上行走？

　　水是讓我們成為奇蹟的主要原因。而且不僅出現在你面前，你的臉、皮膚、頭髮、器官、肌肉（七〇％是水）、脂肪、骨骼（二二％）及骨髓，你的腳指甲、腦神經系統，都是奇蹟。我們都是奇蹟。

　　人體內的所有系統與過程作用皆與水有關，如果沒有水，任何作用都無法產生。

　　水是運輸工具。任何物質要從體內的某處移轉到他處，都需

要靠水分。在體內，我們有龐大的水道網絡，有許多分支與管道。水能運送所有養分、荷爾蒙、化學信使、酶、電解質與大腦脈衝。

水會護送食物，從我們的嘴進入消化道，並在往下的過程中分解。之後在「水解作用」之下，水的電能量會把食物養分中的化學鍵鬆開，供身體使用。血液（血漿有九二％為水分）則從我們的腸道把這些養分帶到細胞。

不過，細胞可不是光打開、讓養分進入就好。多虧滲透作用的過程，細胞內部與細胞周圍的水互相合作，讓養分流進細胞膜內，亦即所有生命發生的地方。細胞就像鹽水構成的迷你海洋，包含著所有支持人體的化學物質。

礦物鹽、電解質與水會在我們的細胞內結合，創造出電能，點燃粒線體，也就是細胞的發電廠。生命的燦爛火花，就是從這裡展開。要是沒有水，一切都不會發生。

水是體溫的調節中心。水會儲存熱量，宛如被動的太陽能系統。必要時，水會透過出汗讓身體變涼，或透過電能讓身體變暖。

水負責排除細胞所產生的廢物。在細胞內發生的過程，例如能量生成與代謝，都會留下廢物。水分把這些生命的殘屑送出細胞膜，進入血流，帶到我們的肝腎過濾。之後，水就會把廢物帶出體外。

水是以滑液的形態存在，為有黏性的緩衝，讓關節不磨損，也避免椎間盤摩擦。痛風是一種急性關節炎。波士頓大學醫學院

曾在二〇〇九年發表一項研究，說明痛風患者若一天喝五到八杯水，會比只喝一杯水的人降低四〇％的復發率。

水也讓免疫系統運作。骨髓產生的白血球必須到組織裡，對抗疾病。淋巴液的水分比例和血漿相同，會把毒素與致癌物送到淋巴結摧毀。英國班格爾大學（Bangor University）的研究小組指出，即使稍微缺水，也會降低唾液中抗菌蛋白質的含量。

大腦與神經系統幾乎都是水，分別占八五％到九八％。所有的電子作用，所有想像得到、讓我們得以生存的思想與訊息，都是在複雜無比的中樞神經系統發生，而這裡幾乎都是水。看看你的筆記型電腦，想像一下，有一台電腦更複雜，但幾乎都是水做的。是不是很不真實？

想像一下為身體帶來能量的電。這是讓心臟搏動、腦部溝通的能量，但是這裡沒有線路，而是由水來傳遞這些神經管道的電流。那些細胞基本上是小小的電池。你的車用電池若沒水會怎樣？壞了，沒電。人也一樣。

水對我們最深層、最神祕的自我而言很重要，但也對體表很重要，包括皮膚、毛髮、眼睛、指甲。我們在保有適當水分時，看起來最美（問問任何超級模特兒就知道），甚至氣味更好，秀色若可餐。這聽起來是喝水的膚淺理由，但如果你的外表看起來很美，通常身體也很健康。二〇〇七年，密蘇里大學哥倫比亞分校在護理學院進行一項研究，發現即使水分不足的程度輕微到察

覺不到，也會降低組織的含氧量和修復損害的能力，同時增加傷口感染。

我們需要水，也持續流失水分。每次呼氣時都會有水分蒸發，把廢氣排出體外。每滴汗水都能降低體溫，讓身體的一切適當運作。而持續流動的淚水與唾液，讓我們的眼、口與喉嚨能發揮功用。當然，正常的排泄過程也會流失水分。一般成年人每天會產生約一千四百二十毫升的尿液，大部分是在白天產生。我們還會透過皮膚失去將近一‧五公升的水分，端視我們流多少汗。此外，糞便與呼氣也會讓人體失去水分。

和脂肪不同的是，水分不會儲存在體內。水分會持續在體內流動，幾乎和潮汐一樣進進出出。我們一天大約會失去二千八百三十九毫升的水。既然水這麼重要，那麼身體會一直把補水當成首要之務，對吧？

其實不是。我們感到口渴的機制並不是那樣運作。因此，大部分的人幾乎沒有喝下足夠的水。

這還是較委婉的說法。根據美國疾病管制暨預防中心的調查，有七％的成年人整天滴水未進，攝取量為零。三六％的應答者每天只喝一到三杯水，三五％的人喝四到七杯水，二二％人喝足建議量，即八杯水或以上。這表示我們當中有五分之四的人，沒有喝下足夠的水。而超過五十五歲、亦即最需要水分的人，喝的比年輕人還少。執行這項研究的疾管中心流行病學家非常訝

異，還以為自己弄錯了，於是回頭重新檢查數字。很可惜，她沒有弄錯。

有些人認為，喝太少水聽起來沒那麼嚴重，連科學家與醫師也並非全都認為這需要擔心。但如果水對我們體內的作用非常關鍵，缺水怎麼可能不是壞事？

## 細胞缺水的意義

缺乏足夠水分，可能有兩種原因。

第一個原因就是，方才提到的水分攝取不足。除了因為我們喝的水比用得還少，不健康的飲食也讓問題更嚴重。攝取生的新鮮蔬果，能大幅提升整體水合作用，但是吃加工食物則會消耗我們的水供應。蘇格蘭亞伯丁大學的研究顯示，植物性食物含有礦物質與其他營養素，比普通的水或運動飲料更能有效補充水分。

另一項水分不足的原因就比較棘手：我們喝的水並未適當發揮功效。那確實是水，卻不是對的水。水進到體內，卻沒能進入需要水分的細胞裡。我們或許攝取很多水分，因此絲毫感覺不到口渴，但身體依然乾涸，也就是說細胞裡是乾的，但細胞是最重要的部分。這種情況會有許多症狀，可惜我們沒把這些症狀和乾渴聯想起來。這就是真正的問題所在。

我們談論水分不足時，常用「脫水」（dehydration）這個詞，

但這裡真正的意思是細胞缺水（cellular dehydration）。我們一聽到脫水這個詞，會想到漫畫中某個人在烈日下爬過死亡谷，頭上還有禿鷹在飛。脫水是會威脅生命的醫療狀況，需要立即給予急救治療。

細胞缺水則是另一回事。遺憾的是，這其實是許多人長久以來的日常狀況。沒有人告訴我們什麼叫細胞缺水、如何辨識其徵象，更別提對健康的潛在傷害。

正如先前所言，人體所有細胞都含有某種比例的水分，端視其所構成的組織而定。細胞缺水只是表示，細胞所含的水分少於適當運作時所需的水分。

監測各處不同水分含量的是大腦。由於大腦比其他器官需要更多水，因此持續注意各處，是有利於大腦本身的。

大腦若發現身體的水分變少，就會開始囤積。全身的細胞其實會放棄部分水分。大腦很愛操心，又是自私的主人，當務之急就是讓自己先得到水分。

接下來，大腦會覺得滿足了一會兒，但之後就連大腦的水分也會減少。這時候，身體需要水的信號就會傳送出去，使我們覺得口乾舌燥。

我們會把口渴當成是需要水的第一個表徵，其實口渴已經是最後一個信號。口渴並非代表我們現在需要喝點什麼，而是早該多喝點水。這表示細胞已缺水一段時間，如果含水量太低，每個

細胞都無法適當發揮功用。細胞固體物質與液體的比例已和該有的狀態不同。現在，七十兆個細胞都太乾了。感覺到缺水狀態嚴重後果的是這些細胞，而不是你的嘴。身體在數不清的過程中挖東牆補西牆，以滿足最頂端的器官（也就是大腦）的水分需求，卻犧牲了其他器官、皮膚、健康、活力水準、消化系統健康、免疫系統健康……族繁不及備載。

正因如此，我們喝的水品質非常重要。未過濾的水可能含有會對細胞形成壓力的粒子。因此，光喝很多水還不夠，還要喝正確的水。

水可能含有化學物質、有機物質、重金屬、多氯聯苯、氟化物、氯化物等等，端視水的來源而定。這很重要，因為人體的水並非靜止的，會持續在細胞進出，把營養素、訊息、殘屑與其他東西送進送出。要維持這項運作，任何懸浮於水中的固體及（或）電解質分子必須夠小，否則無法通過細胞膜的開口。這些粒子的存在，會以水的總溶解固體量（total dissolved solids, TDS）來表示。當總溶解固體量的數值高，表示可能產生更多細胞必須處理的殘屑。通常來說，水的總溶解固體量理想值是〇－十五 ppm，蒸餾水則是〇－五 ppm。

因此我們攝取的養分形式，和營養價值本身一樣重要。比方說，如果礦物質分子太大，就永遠進不去細胞。這樣不能提供我們營養，反而會阻礙工作，造成細胞壓力。這又說明了為何我們

該吃未加工的全食物，因為這些食物有相當可靠的生體可用率（bioavailable），代表身體可從中取得營養。

同樣的道理，也適用於運動飲料和維生素飲料中的電解質，以及其他本該有益健康的原料。電解質是溶液中能導電的礦物質，主要是鈉、鉀、鈣、鎂。我們需要這些礦物質才能活下去，但這些分子必須夠小，才能為細胞帶來好處。只要大於一埃（angstrom，奈米的十分之一），就會像要把籃球塞進花園水管中一樣。

運動飲料廠商喜歡自吹自擂，說其產品有完整的科學支持，但我們一定要思考這些來源。牛津大學科學團隊檢視一百零四則廣告中的四百三十一項說詞，並提出結論，指出這些運動飲料與蛋白飲的功效，缺乏優質研究支持的程度「令人憂心」，甚至可能做過頭，但廠商不會告訴你。二〇〇三年，德州醫學會的科學事務委員會曾發表一項報告，主張「濫用運動飲料可能導致反效果」。報告引用的例子是一位每天從飲品中攝取高達五公克鉀的足球員，為了彌補每天從汗水中流失的鹽分，卻罹患了鉀引起的心律不整。

有鑑於此，除了乾淨、以渦旋方式處理、過濾完成的泉水之外，其他飲料當免則免。無酒精飲料或許能解渴，但我們無法確知是否能在最重要的細胞層級給予水分。要是喝劣質飲品，我們不再覺得渴，就算有好的水也不會想喝。

　　壓力也會導致細胞缺水。各種形態的壓力都會刺激可體松（皮質醇）的產生，也就是壓力荷爾蒙。這會關閉正常的新陳代謝，並在擴散作用中把水抽出來。利尿劑、加工食品，包括咖啡、茶、部分汽水等含咖啡因的飲料，都會產生同樣的作用，攝取過多蛋白質也會。壓力導致缺水，繼而引發更多壓力，形成另一個惡性循環。康乃狄克大學的人體運作效能實驗室（Human Performance Laboratory）有兩項研究顯示，即使是輕微脫水，也會造成情緒變差，讓任務顯得更為困難。

## 當你需要水的時候

　　細胞缺水時，究竟會發生什麼事？我們可能沒注意過。

　　此時，可能覺得疲憊，但誰會把疲勞和缺水聯想在一起？不過，兩者是有關聯的。當你缺乏水分時，身體的回應是放緩內分泌系統，讓一切變慢。二〇一〇年，英國營養基金會的《營養學通訊》（Nutrition Bulletin）曾刊登一項回顧型研究，裡頭寫道：「導致身體質量減少二％以上的缺水，可能造成身體表現降低，以及頭痛與疲憊症狀。」

　　因此，我們還不到上床時間就感到疲憊。這種情況很常見。那我們通常怎麼回應？來杯咖啡，或是含有咖啡因的汽水。或許吃點充滿糖分與單一碳水化合物的東西，例如穀麥棒或甜甜圈。

這對我們的水合作用沒有幫助，真要說的話，只是火上加油，因為我們的身體要設法處理大量出現的咖啡因與糖，而這兩種都要用到水。當我們對甜味上癮（即使是無糖汽水）、愛上含有大量咖啡因的飲料，或酒精的鎮定作用，都會讓我們下次口渴時沒那麼想喝水。

我們會營造體內的水分環境，身體也會適應。如果我們一天只喝六十毫升的水，身體也會想辦法靠這些水分生存。我們不會死，但也不會健康。物種為了生存，會設法適應對其施加的剝奪。但這也可說是一種劣勢。我們的適應能力很強，以至於會設法靠著比所需更少的水分活下去。

然而，細胞缺水會造成許多不利的體內環境，只是我們不知道。身體的每一種液體都變得黏稠，也失去應有的排除廢物作用。免疫系統的反應比正常時更慢，也不太能製造出粘膜，繼而導致消化道受損。所有酶功能都會趨弱，衍生出新問題。

短期內，這些聽起來都不妙，但想像一下，長期處於缺水的情況會發生什麼事。我指的不是一兩天、一個星期，或是一個月。我說的是經年累月，甚至幾十年都缺乏足夠水分，讓身體無法在最佳情況下運作。大部分的人都是這狀況。正如我們所見，當我們年紀越大，就越不喝水。

細胞長期缺水會發生以下情況：癌症與高血壓。這是現代的兩大健康殺手。

　　腎臟調節血壓的能力，可能受到水分不足而傷害。科學研究者指出，「喝很少的人」（亦即飲水量低於建議量的人）會產生比正常值還高的精胺酸增壓素（arginine vasopressin, AVP），這種激素會告訴腎臟，要保留身體的水分。水喝得少的人，會顯示這項激素值太高，以及其他保留全身水分的生理適應證據，以便在血漿中維持正常水分。此外，當我們水分不足，血容量就會因為血漿缺水而降低。為了彌補，血管會因此收縮，心跳也會加快。精胺酸增壓素升高，還可能導致高血糖的風險變高。

　　不僅如此，水喝得少、尿量也會少，長期影響腎臟健康，可能提高慢性腎臟病的風險。腎臟的諸多功能在在提醒我們，水要喝足每天的建議量。

　　如果未取得足夠的水，身體無法排出細胞廢物，可能傷害DNA。缺水可能對端粒造成負面影響，進而導致不健康老化，甚至增加癌症風險。身體含水量浮動，可能損壞控制細胞形狀的機制，是癌症轉移的特徵。缺乏足夠的水，會導致組織胺生成增加，阻止干擾素的釋放，而後者是重要的抗癌化學物質，存在於水分充足的身體中。組織胺也壓抑骨髓的免疫活動，亦即產生白血球的地方，而白血球能夠消化並摧毀癌細胞。

　　水分缺乏也是其他諸多疾病的主要原因。慢性疼痛、消化不良、偏頭痛、憂鬱，或多或少皆可歸因於細胞缺水。所有退化性疾病也是如此。事實上，我們就是因為渴而死亡，但求醫時，醫

師甚至不會考量這可能性,因為他們受的訓練沒有提到水對於健康的重要。相反地,他們會直接開止痛藥或其他藥物,這可能無法直接處理問題,甚至雪上加霜,讓已有負擔的身體更為沉重。

「只要失去體重一％的水分,就可能造成生理上與表現上的反應不健全。」一九九九年,《美國膳食營養學會期刊》(*Journal of the American Dietetic Association*)一篇文章寫道。對一個體重六十八公斤的人來說,一％的水也不過是六百八十公克。「新研究指出,整體液體攝取,尤其是水的攝取,可影響諸多疾病的風險,包括尿道結石、乳癌、大腸癌與泌尿道疾病、兒童與成年肥胖、二尖瓣脫垂、唾腺功能,以及年長者的整體健康。」

缺水會造成酶與荷爾蒙變化,進而損害或摧毀細胞受器。這是細胞接收營養與來自身體其他部分的訊息的結構。細胞若無法收送訊息,就會與環境孤立,提高生病的機會。

當體內組織胺濃度因缺水而提高時,我們就會開始對空氣中的過敏原有反應,即使人體原本會忽視這些過敏原。突然間,我們會出現所有的過敏症狀,不僅是對工業毒素與刺激物有反應,連對空氣與食物中的自然物質也一樣。事實上,我們根本不是過敏;我們的身體只是在反應細胞缺水。

二〇〇二年,紐約州立大學石溪分校健康與慢性病中心研究發現,有氣喘與過敏性鼻炎及其他慢性過敏症狀的病人,在獲得適當的水分與均衡營養之後,就會出現改善。弗列敦・貝曼格利

（Fereydoon Batmanghelidj）醫師在二〇〇三年推出的著作《喝水好健康：你沒病，只是該喝水了》（*For Health, for Healing, for Life; You're Not Sick, You're Thirsty!*）觀察到，慢性缺水會促使身體產生組織胺，預防呼吸時的水分流失，於是關閉肺部毛細管，增加過敏反應的機率。

　　頭痛也和細胞缺水有關。二〇〇五年醫學期刊《頭痛》（*Headache*）的一篇文章中寫道，在研究中，有超過三分之一的偏頭痛患者顯示，缺水可能引發偏頭痛發作，「這是醫療人員沒能體認到的誘發原因。」

　　研究也把許多心理問題和水分不足加以連結。我們受到的教導是，情感失調是由非身體的因素引起，最好交給心理衛生專業人士來治療（再治療、繼續治療）。但這個問題經常只是因為缺乏水分而引發。大腦如果缺水，就會停止正常運作。這不令人意外，畢竟大腦有八五％是水。

　　塔夫茨大學的研究人員發現，從事高強度鍛鍊卻飲水不足的學生運動員，和同樣鍛鍊且有充分飲水的學生比較，更容易出現沮喪、緊張、疑惑、憤怒與疲憊感。這個結論可以適用於眾人，不光是年輕運動員。

　　康乃狄克大學人體運作效能實驗室進行的研究中，曾引導一群女性輕微脫水。缺水會導致疲憊、頭痛與情緒低落。她們也表示任務變得困難，自己難以專注。一旦給予適當水分，所有的抱

怨都消失了。

　　我總是告訴大家，如果白天覺得疲憊、脾氣差或心情低落，別喝咖啡、茶或汽水，改喝一大杯水試試。多數人會覺得能量恢復，情緒突然提升。

　　注意力不足過動症也會受水合作用的影響。如果細胞渴了，神經接收器的功能也會受影響。近年研究指出，每天上學的孩子中有三分之二輕微脫水。他們醒來時若不是什麼都沒喝，就是喝果汁或其他含有鈉或胺基酸的液體（例如牛奶），因此細胞的水分更少。研究中的學童喝了一杯水，再予以重新檢測時，學業表現立刻提升。想像一下，長期細胞缺水會對孩童的大腦與智力有何影響。

　　缺水的孩子也會出現數字記憶能力不佳的情形。你不認為，注意力不足過動症的「大流行」，和孩子們只是因為水分不足、導致缺乏專心課業的能力有關嗎？

　　感覺腫脹？醫生會設法用藥物治療水腫，不過這也是缺水的徵象。你的身體想留住剩下的水分，所以細胞分泌鈉，卻讓你更缺水。

　　關節炎、關節疼痛、皮膚問題，都是身體進行水配給的跡象：節省用水，只在絕對必要時使用，因此你的皮膚和關節就出問題了。聚集在體表的細菌和病毒，能輕易穿過乾裂的皮膚。我們的皮膚不光是為了美觀而存在的覆蓋物而已，更是免疫系統的第一

道防線。一旦缺乏足夠水分，就無法做好這項工作。

原因不明的便祕、大腸炎、胃炎、關節炎、嚴重的經前症候群、憩室炎與其他消化系統疾病，都可能是從細胞缺水衍生而來，甚至導致體內沒有任何器官依照該有的方式運作。顯然，缺水會使得體內大亂。缺水是身體最大的壓力源，沒有其他因子能引發這麼多疾病，或對我們帶來這麼多傷害。

我們總是抱怨醫療照護與醫療險的費用，但有個幾乎免費、保證能預防疾病的方法：只要一天多喝幾杯水，即可避免許多疾病發生，包括會威脅生命的重大疾病。還有比這更簡單、更便宜的方法嗎？

但我們怎麼可能不知道這一點呢？醫療科學依然是靠著很久以前的發現在治療我們。現在已是二十一世紀，但醫師仍透過十九世紀的透鏡在觀看，所以會說關節或是心臟、皮膚、腺體出問題，治療時把患者歸類到各個分科，而分科底下還有更細分的專門領域。

不過，問題未必出在個別的器官，或許是身體的水。我們的病痛是來自系統性的缺失；現代人普遍知道這一點，但醫療就是沒跟上。由於這種過時的方法，導致我們的身體與心靈白白受罪。看看當前常見的高血壓、高膽固醇、關節炎、糖尿病、過敏、骨質疏鬆症，每一種情況的「解方」就是這輩子需要天天服藥。

每當醫生與科學家討論身體的某個部分，或是肝臟、關節、

大腦等器官出現問題時，他們會關注實體的組織、結構，沒有留意到水，即使他們討論的部分就是以水為主要成分。水被忽略的原因是太神祕，難以鎖定。水讓科學家不舒服，但水就在那裡。

如果我們別總是認定器官出了問題，而是先考慮其所含的水，甚至只是問問水夠不夠呢？為何不探討占了身體最大一部分的水，想想這可能是健康不佳的源頭，而不是怪這個器官、怨那個器官？有沒有可能是器官周圍的水，對器官產生最大的影響？或許你的身體出問題，是因為體內處於沙漠狀態。有時，最簡單的作法可療癒最棘手的問題，比如喝水。但我們得做到這一點。

即使是專門研究水的人，也會承認自己不怎麼瞭解水。

## 水與我

你或許注意到，我對水別具熱情。我在明尼蘇達州長大，最後遷居到加州馬里布是有道理的，原因不光是天氣。

但是我小時候，水就只是水，是口渴時才喝的東西。即使到了大學踢美式足球，大家也沒有想太多。後來，我學到大腦、神經系統與肌肉多半由水組成之後，就開始隨身攜帶一大瓶塑膠瓶裝水。標籤上寫著那是礦泉水，對我來說已經夠好了。我當時自然沒有多想，比如那些塑膠瓶說不定含有多氯聯苯等化學物質，可能溶進我所喝的水。

　　之後我在別的地方看到，喝蒸餾水更健康，於是改喝蒸餾水。我當過健美教練，習慣用蒸餾水讓訓練者把體內過多的鹽分洗出，達到有競爭力的體重（很扯，我知道）。

　　當時我一天喝將近四公升，一個星期之後，我確實更精瘦，卻覺得想吐。因為蒸餾水的酸鹼值是中性的，沒有電解質，也把我需要的鹽分從細胞拉出，就像從那些健身運動員身上拉出來一樣。這當然不是好主意，長期下來會造成負面影響。當時我還是葷食者，需要盡量取得鹼性食物。於是我又回頭喝礦泉水，很快就覺得好多了，於是不做多想。

　　我一直保持這種作法，直到我和幾位認真研究水的人聊過，得知一些令人驚訝的結果。例如，水通過的水管會影響其分子與頻率，或是容器的化學物質可能摻雜到水中，改變水質。這些在今天已是被廣為接受的觀念，但過去還鮮為人知。

　　日本人很認真看待水，研究水已有好幾個世紀。日本作家與商人江本勝做過一項有趣的實驗。他在裝水的容器上寫下不同的字，再拿去冷凍，之後用特殊攝影機拍下形成的冰晶。他說，晶體的結構會隨著字義變化。他的發現當然引來許多矚目，但並非都對他有利。許多人懷疑他的發現有何意義，但沒有人能說明為何是無稽之談。

　　事實上，任何碰到水的東西都能操縱水，讓水起變化。有許多名詞可以看出這種情況，像是結構水、機能水，基本上都代表

同一件事：水對於外界的影響很敏感，無論這些影響是好是壞。

　　研究人員曾以光來處理水，看看水分子如何改變，或者幫水充電，調整其酸鹼值，讓水更具健康效益，更能抗癌或對抗退化性疾病。這些研究人員的主張受到爭議，但也更加證明水亙久不變的神祕特性及變形能力。在喝水之前用銀匙或銅匙攪拌，或許就讓水具有更好的特質。水容器的顏色也會改變水；顏色有頻率，水會受到周遭頻率影響。

　　怕你不知道，所以我得說明，我通常對各種和水有關的可能性抱持著開放的心。我相信水會吸收訊息，正面、負面、鼓勵向上、摧毀靈魂，以及我們送出的任何東西、碰觸我們的東西。人體內的水會傾聽我們的思想、感受與經驗，進而提升或沉淪。發生在我們身上的事，就會發生在我們體內的水分；水的命運，就是我們的命運。

　　大海的健康與地球的健康，兩者關係亦是如此。海洋的變化會改變陸地上的一切，例如溫度、天氣、空氣品質、食物。我們知道地球仰賴海洋的健康，而海洋又得仰賴人類。這麼多汙染導致海洋生病，而海洋生病，地球就會生病。同樣地，體內的水如果生病，我們也會生病。

　　我不需要坐等美國醫學會（AMA）告訴我，水對我的健康有多重要，也不需要一大堆科學期刊在在證明這項事實，然後我才準備試試看。

　　我崇敬水，我認為水是地球上最神祕強大的力量之一。聽起來很瘋狂嗎？長久以來，人類在地球上生活時，有些事情乍聽之下很瘋狂，後來卻成為絕對真理。或許有一天，我們會明白更多關於水的道理，說明水能如何像畫布或電腦硬碟一樣，記住所碰觸過的一切。

　　天體物理學家在思索其他星球是否能支撐生命時，總會先問：這裡有沒有水？水等同於生命。宇宙其他地方確實有水，且是以冰凍的形態存在；然而，生命必須仰賴液態的水。這麼簡單的分子，為什麼能為我們體內的狀態、所有生物的狀態，甚至整個世界負起責任？

　　我們對水並不完整瞭解，但必須肯定水的力量。該怎麼做？

　　多喝水。至於喝多少？大家會用五花八門的公式來說明。有個不錯的規則可參考：一公斤的體重大約要喝三十毫升的水。如果不想算數學，一天三到四公升應該是夠。或者，在每天第一次排尿之後，尿液都該呈現清澈或淺黃色；如果顏色比較深，可能代表喝的水不夠多。

　　重要的是，喝水的頻率需要高於覺得口渴的次數。我們要確保自己永遠不覺得渴。喝得越多，身體就有越多水可供利用，這樣我們就會越想喝水，這是好事一樁。如果你用杯子喝水，應該把杯子裝滿。如果是用水瓶喝水，則要時時隨手可得。

　　你喝的必須是水本身。任何飲料都是以水為主，但如果喝其

他飲料，是得不到水的益處。即使市面上理當含有維生素與其他東西的瓶裝水，也不如只有天然礦物質的清水。

我們在睡眠時會把水耗盡，因此早上起床時，體內的儲水量太低，需要補充。事實上，我們的第一餐應該是水。一公升的水是開啟清晨的健康作法，如果再加一撮未精製的晶鹽、一撮卡宴辣椒，以及些許新鮮檸檬汁，就足以讓消化準備好，補充身體所需的水分，並開啟適當的排毒作用。

別忘了，之前關於學童和水的研究指出，水會讓人變聰明。我們都應該要更聰明。

我們已經精通用水，因此很少注意到水。無論到哪裡，都看得見水龍頭。水龍頭一扭，就流出乾淨的水，冷熱隨選，水源似乎相當豐富，永無匱乏。但有些生活較落後的地區並非如此。我有時告訴那裡的人，我們用乾淨的水沖馬桶，他們會驚愕地搖頭，無法想像。世上仍有許多人因為缺乏乾淨的水而死亡。全球有四億名孩童，無法自由取得乾淨的水。

我們把水視為理所當然，又把水變得喝起來不安全。我們允許自來水含有幾達危險程度的化學汙染物、有毒化學物質及溶解性固體。我們用氯化物與氟化物殺了多數會致病的微生物，但這些化合物卻是人體不該攝取的。其他現有的科技也能達到相同的效果，只是尚未獲得廣泛接受。我們甚至可在自家建立系統，讓飲水安全，讓自己多少控制每天攝取到的化學物質。

　　我們能夠把一些不好的化學物質從水中除去，但之後大量的用藥習慣又汙染了水。我們拋棄了數不清的處方藥丸與膠囊，最後那些東西又出現在水龍頭。許多城市會定期檢驗水質，竟發現五花八門的藥物成分，甚至是禁藥。情況相當嚴重，因此政府展開各種宣導，要民眾別把未使用的藥物丟進馬桶沖掉，但大家還是這樣做。就連我們吞下的藥最後也是進入水供應系統，因為身體會將殘餘藥物排出。

　　每天，工業用的化學物質也會進入飲水中。每一種新的化學物質長期會造成什麼影響，我們清楚嗎？當然不知道。我們盲目地接受這些化學物質，再祈禱老天保佑。

　　二〇〇九年，美國環境工作組織（Environmental Working Group）確實分析了全美的飲用水，發現自來水中有數百種汙染物。最常見的是砷、硝酸鹽、肥料，以及致癌的三鹵甲烷。二〇〇〇年，臺北醫學大學公衛學院進行的研究發現，長期攝入自來水中的氯和三鹵甲烷，可能增加罹癌風險。

　　我們的飲用水中含有溶解性固體、化學物質、殺蟲劑、藥物、放射物、腐敗物、人與動物的排泄物與其他有機物質，而且在政府認為「可接受」的範圍內。水碰觸到什麼，就會吸取其中的物質。正因如此，科學稱水為「通用溶劑」。水會記得經歷過的一切，連能量也不例外。

　　這表示，「純水」這種東西並不存在，全都是「茶」。

　　所以我會建議大家：別飲用自來水。我不在乎自來水從何而來，或是該有多好。喝水很重要，因此水只能接觸對的東西。若是來自無汙染的泉水，在大地移動時會接觸到氧，湧出岩石與泥土時，會收集礦物質與鹽，陽光又會給予它健康的能量。流動、礦物質與太陽，會以自然的方式為水賦予結構，讓我們的細胞與身體更具生物和諧性。

　　但我又不想住在清幽無汙染的山泉附近。或許你會想。但如果你也不想，我們得想出辦法在居住的環境中取得所需。

　　你可以試試瓶裝礦泉水。不過，我們當然仍無法得知水裡究竟含有什麼。我們不知道泉水湧出之後發生了什麼事，但確實知道，放在塑膠瓶幾個星期或幾個月，水不會變得更健康。正因如此，我認為應該離市售的瓶裝礦泉水遠一點。

　　那我們還剩下什麼？蒸餾水。我認為途徑安全，是唯一真正乾淨的水。總溶解性固體低，只有〇到五 ppm；酸鹼值為中性的七‧〇。沒錯，稱不上最方便的解決方案。但是像水這麼重要的東西，方便性或許沒有健康重要。

　　我們可購買大桶裝的蒸餾水（可以宅配到家中），之後馬上裝進玻璃容器或飲水機。或者試試桌上型蒸餾水機，網路上買得到，這種機器會加熱水，之後收集其蒸氣，排除其他雜質。

　　我自己的解決之道或許比你想嘗試的要麻煩些。我有一台機器，可捕捉空氣中的水氣，把它凝結成液體，並過濾得非常好。

這個裝置要價好幾千美元，但我認為很值得。我這輩子就是專門尋找世上最好、最乾淨、最優質的食物，因此談到水的時候可不能投機取巧。

蒸餾水已去除雜質與其他東西，連好東西都去除了，例如礦物質，因此我們要把它加回去。將半茶匙未精製的晶鹽加進一加侖（約三‧七八公升）的水中就行了，或在三百五十毫升的玻璃瓶中加入一小撮鹽。可以的話，使用未精製的喜馬拉雅鹽；這是在地表下經過兩億五千萬年形成的，是最乾淨的鹽。由於這種鹽沒有加工，含有所有能支持健康的礦物質和微量元素，分子大小也剛好可以進入人體細胞。

這種鹽會讓水略呈鹼性，符合人體需求。別喝未加鹽的蒸餾水或凝結水，否則你的身體會放棄礦物質，與水達到平衡，這樣又會導致身體缺乏礦物質。

最後，當你在喝水的時候，要抱持一顆善良的心，好好感謝水。你在喝的時候，就是補充自己的身體；最重要的是，好好愛你的水。

我把水裝在藍色玻璃瓶中，讓陽光可以穿透。水是能量的導體，儲存著太陽的耀眼力量，並把它傳給我。我在玻璃上刻下「感恩」，因為我很感謝水，而我相信表達這份感激是很重要的。水會吸收情感，就像它吸收所碰觸的一切。我知道這聽起來很瘋狂，但我不介意。有任何科學證明在水瓶上寫字會讓我更健康

嗎？這要看看怎麼定義「證明」。有足夠的證據讓我知道，進入我體內的水，和已在體內的水一樣重要。我尊敬水，因為裡頭有關於人體的神祕答案，那是科學尚未碰觸的領域。

# 任務清單

* 我們一天有八小時左右滴水未進，也就是睡覺的時候。因此每天早上需要喝一大杯水，補充昨夜失去的水分，展開新的一天。

* 孩子也需要喝很多水，尤其是早晨上學前。最新研究發現，孩子的考試成績與學習能力，端視於他們是否喝足夠的水。

* 只喝純水。市售添加了維生素或其他物質的瓶裝水通常含糖，嚴重時會損害人體健康，總之不會帶來好處。

* 盡量喝過濾、蒸餾的水，水中要添加身體所需的未精製鹽。有點費事，但絕對值得。

* 覺得疲憊、腦袋昏沈，或情感耗盡的時候，喝一大杯水。我敢說，大部分的時候，你需要的就只是水。

# 5

# 愛吃藥症候群

倘若有個外星人來到地球，觀察人類如何管理生活中的營養層面，他肯定會清楚提出以下結論：許多人類根本不在乎健康。

外星人會認為，我們不關心心臟病、癌症、糖尿病、關節炎；我們不介意消化不良、肥胖、口臭、皮膚乾燥、關節疼痛、小腹鬆弛；我們正踏上自我毀滅之途，簡直是自殺。不然，那個外星人還能有什麼結論？從人類的行為來看，我們一定是**想**生病。

或許那是因為我們**真正**生病之後，反而感到熟悉，知道該怎麼做。我們會尋求重量級的協助：超強藥物。

關於藥物，有個有趣的現象：約有九〇％是來自植物裡的物質，或是受其啟發。這告訴我們什麼？連實驗室也必須向大自然學習如何治癒人類。

另一項關於處方用藥的有趣現象是，從最新的數字來看，大約有七〇％的美國人至少服用一種處方用藥。換言之，每十個美國人當中，就有七人採用昂貴的合成品，而那些成分原本可能存

在於食物當中。但是吞一顆藥丸簡單多了。美國人占全球人口的五％，卻消耗八〇％的處方止痛藥。美國人真的比別人更疼痛，還是其他地區的人長期活在愁雲慘霧中也無所謂？或者，有沒有第三種可能：我們愛上了藥物？畢竟那是我們信賴的解方，也符合預期。

這樣，我們至少會得到好的成果吧？根據世界衛生組織的最新統計，美國人的預期平均壽命全球排名第三十四。也就是說，有超過三十三個國家的國民預期平均壽命比美國人長。我說的是美國公民，不是美洲人，因為同樣住在美洲的智利、加拿大、哥斯大黎加人，都有較長的國民預期平均壽命，日本更是排名第一，多數西歐與北歐國家的人民也比較長壽。我們僅次於巴林，優於古巴。

優於**古巴**？會不會覺得奇怪？

藥物就算能夠幫助我們，仍會為身體帶來負面影響，例如對消化與代謝形成挑戰、使組織酸化、為所有系統帶來壓力與負擔。醫藥有時可能成為奇蹟，但也有各種副作用，需要其他藥物才能中和。就像旋轉木馬，一旦坐上去就很難下來。

但最大的失敗在於，這些藥什麼都無法治癒，尤其是心臟病、高血壓、關節炎、糖尿病等眾多慢性病藥物。

如果藥物真能治癒，我們就能停止服用。但因為沒能治癒，只好繼續服用。藥物會掩蓋症狀，遮蔽問題。藥物會治療疾病，

但不會治療人，當然不會治好營養缺乏。

我們不是只要吃藥、把病治好就行，因為疾病從不離開。

藥物只是讓人繼續活下去，而不必費事地改變習慣、修正真正的錯誤。藥物讓我們身體維持機能，但長久而言是不舒服的，只是假裝有機能而已。藥物讓我們能繼續這樣度日，直到有一天，不健康習慣的傷害終於追上來了，即使藥物也愛莫能助。

等到發生的時候，嗯……先別想那麼多了。

這是文明與我們之間的糟糕交易：我們可以吃得很糟糕、不運動，卻能繼續活著；只要按時服藥，多多少少也活得還好。

我猜想，這是複雜的醫藥產業共犯結構在運作。

食品廠商、餐廳連鎖店與速食鉅子，讓我們生病以牟利，而我們也積極配合。之後，大型藥廠、保險公司、醫院和其他醫療提供者，則透過讓我們覺得比較好來賺錢。但小心了，覺得比較好不代表健康，只是夠好、可以工作，以支付帳單。

如果我們吃青花菜、藜麥、沙拉、莓果、杏仁，多喝水、綠茶，花夠多的時間與精力登山，獲取充足的睡眠，就會身心舒暢，那誰還能從中牟利？沒有人。那是什麼樣的共犯結構？

人體出現不對勁，藥物應該是最後手段，而不是第一招。醫師要我們做的，不該是拿著處方簽去藥局，而是拿著購物清單到農夫市集。相較於砸下數十億開發與推廣新的神奇藥物，大藥廠不妨種些植物，因為這些植物含有自然形態的藥物成分。

但是，當個科學家想必比當農夫更吸引人，錢也賺得比較多。在舒適乾淨、有空調的實驗室裡坐辦公桌，比在炎熱的泥土田地上開牽引機輕鬆多了。降血脂藥冠脂妥（Crestor）的獲利遠超過蔓越莓。

經常有人說，預防醫學的問題在於無法成為可行的醫療商業模式。但這只是因為我們願意花更多錢用藥物治療疾病，而不是靠飲食來避免疾病。預防醫學或許會需要我們改變整套系統，但聽起來是好事一樁。系統無法發揮功效時，就應該變革。

在貧窮國家，情況當然不同，多數人無法負擔藥物、上醫院與手術。他們甚至負擔不起我們享有的豐盛食物與乾淨飲水。因此在提到健康時，他們得非常、非常小心。他們是怎麼做到的？

首先，他們體認到食物是一種藥物。其實這想法貶低了食物。食物比藥物好多了，便宜、安全、容易吸收，嚐起來更可口。從社交來看，食物也比較優越。我從沒聽過有誰會和親友同坐一桌，開始服藥。

未開發國家中的人明白食物有療癒力。食物的存在不光是為了填飽肚子，更是他們的消炎劑、抗氧化物、綜合維生素，因此會確保自己吃的、喝的都是適合的東西。

在印度，多數人會在日常烹飪時加入薑黃。咖哩就是因為薑黃才呈現黃色。這是印度料理的重要食材，已存在好幾個世紀。薑黃素是薑黃裡的一種植物營養素，是強大的消炎劑，對免疫、

腺體與內分泌系統都有好處，也對關節健康有幫助，堪稱上天的恩賜。若加點辣椒，薑黃素就更有用。如果你到任何販售營養補充品的店鋪，就會看到薑黃素做成的藥丸。我不知道你去的商店賣的是哪一個品牌，但我幾乎可以保證，薑黃裡的薑黃素品質更純、更天然，生物利用度更高。

我曾走訪印度的薑黃田，遇見已經種植薑黃六、七個世代的農夫家族。他們從未想過要對自己的作物失去敬意，把它製成別種東西，只會把它變成美味的香料，這香料已讓他們幾百年來保持健康。他們和食物及食物的潛在療效有連結，而我們似乎失去了這項連結。他們不會等到生病才開始吃薑黃，而是從小就每天吃，知道薑黃能保護他們避免感染或生病。他們不必讀《美國醫學會期刊》的研究，也能說服自己去吃薑黃。

如果你負擔不起或不方便取得治病的藥，透過飲食來預防疾病，就變得格外重要。出於某些原因，我們有錢支付抗生素、消炎藥與五花八門的藥物，反倒輕忽了疾病的預防，實在是怪事一樁。如果能預防，誰會想生病？但若從行為來判斷，我們看起來並不在意。在外星人眼中，似乎就是這樣。

# 6

# 天生就要動

　　嚴格來說，體能運動、鍛鍊、活動，隨你怎麼稱呼，都不是營養素。

　　不過，運動和任何一種營養素同樣重要，能活化我們的身體。我們會吃、能喝，為生命增加燃料；我們不光是存在，還會積極生活，做身體能做的一切。否則有什麼意義？就像空有一輛法拉利，卻不駕駛。

　　我們不必是科學家，也會明白人體設計的目的。任何一個六歲孩童都能一一舉例。我們演化成非常善於行走、奔跑、跳躍、攀爬、推拉、彎腰、伸展、舉高與負重的生物。我們能發揮很大的爆發力，動作快速敏捷。即使和野生動物相比，我們的耐力也很卓越。

　　仔細研究這些顯而易見的現象，例如腦神經系統如何運作、骨骼與肌肉如何發揮功能、身體如何以複雜的方式運用營養，為人類的動作提供燃料，就會更清楚發現，人類是奇妙的生物，天

生就要動。

　　人類出現在地球的泰半時間，就是在做上述的事。當人類還是狩獵採集者時，會大量行走，不時為了逃命、保衛家人或追逐晚餐而奔跑。在找到尋覓的東西時，會把它撿起來帶回家。到了約一萬年前，人類成了農夫，但還是在行走、負重，製造物品，努力工作。這不是出於選擇，而是人類必須靠著身體的力量，才能生存。

　　不過，我們的大腦也很強。人類天性似乎喜歡讓生活簡單一些，避免身體勞動的壓力與危險。這項期望是有道理的。誰想過著辛苦的人生？文明的發展往往只專注於一個目標：讓生存負擔變輕。這樣才有時間與精力做其他事，甚至是有趣的活動。

　　聽起來很美妙吧？

　　當然，文明一起步就不會停止。誰會料到原本應該有利的事，也傷害了我們？

　　我們在日常生活中，幾乎把必須的操勞活動都消除了。這可是一大成就！幫自己歡呼一下。

　　很可惜，我們也因此而受苦。

　　目前研究顯示，多數人沒有規律地運動。

　　沒有運動量。

　　零。

　　真是誇張！我們發明了運動，是因為不必再移動身體，或讓

身體費力。我們都知道應該運動，就像該吃青菜水果、喝很多水，得到充分睡眠一樣。但這似乎還不足以讓我們動起身子。

今天有無數的科學研究，證明我們都知道的事：體能活動對我們有好處。不過，若詳細看看體能活動如何改變我們，會比較有說服力。

舉例來說，根據許多研究，規律運動的人，比沒有規律運動的人壽命長三到七年。運動可減少 C 反應蛋白（發炎指標）的生成，緩和發炎情況，進而降低心臟病與癌症風險。運動時，身體受到的壓力會刺激壓力荷爾蒙可體松短期釋放，這是正常的。但體能活動接下來又會降低可體松的長期生成，這是好事一樁，因為可體松若長期維持高檔，會和許多疾病有關聯，包括免疫系統弱、高血壓、骨密度低、憂鬱症及血糖高。

運動能讓人體組織對胰島素更敏感，較不容易罹患第二型糖尿病，或許也不會因為代謝症候群而過重。就算體重過重，運動也可以登場救援。挪威科學科技大學的研究指出，有代謝症候群的受試者，在遵循十六個星期的高強度間歇訓練後，與持續進行中強度運動的受試者相比，體內會生成脂肪的「脂肪酸合酶」減少了百分之百。

運動可降低血液中的雌激素與黃體素；兩種荷爾蒙濃度升高，都和子宮癌有關。英國萊斯特郡羅浮堡大學的運動與健康科學研究學院曾指出，進行強烈運動後可抑制相當關鍵的飢餓素

（ghrelin）三十分鐘，也能提高抑制食欲的激素多肽 YY（peptide YY）長達三小時，實在是一舉兩得。

德州大學西南醫學中心曾依據小鼠是否運動，測試小鼠的自噬率。「自噬」過程是燃燒細胞殘屑，獲得能量，亦即再生利用這些殘屑。被迫運動的大鼠，自噬率就會提高。這尤其重要，因為自噬會在某種程度上影響我們的老化程度。這意義很清楚：體能活動能讓我們保持年輕。

我們的身體會變得更健康，以適應運動的壓力；肌肉與骨骼會更強壯、心臟與動脈更有力、肺部更有效率地把氧氣運送到組織。但氧氣消耗增加有個缺點，那就是會產生氧化壓力，亦即自由基造成的傷害。不過，這很容易彌補，只要飲食中多吃抗氧化的蔬果。人體的每一個系統、每一種生命原力會共同合作。

一項由波士頓丹娜法伯癌症研究所（Dana-Farber Cancer Institute）與哈佛醫學院進行的研究顯示，體能活動可從細胞的層次改善我們。研究人員發現，運動會刺激我們以前不知道的激素產生，讓體內不健康的白色脂肪轉變成有益的棕色脂肪，這麼一來，就不那麼容易發胖或罹患糖尿病等代謝疾病。

二〇一三年，科學期刊《公共科學圖書館：遺傳學》（*PLOS Genetics*）刊登的一項研究顯示，運動甚至會改變我們最基本的層次，也就是 DNA。瑞典隆德大學糖尿病中心的研究人員發現，運動會影響累積在我們基因周圍的細胞，改變蛋白質的表現方

式，降低肥胖或第二型糖尿病的風險。科學家發現，只要運動一次，就會開始發生變化。

我們可以持續找到更多的研究，但重點都一樣：運動會讓人體從外表到細胞，獲得全方位的改善。無論從哪個角度來看，運動會讓我們更健康。

怪的是，雖然科學不斷證明運動能讓人更長壽、更健康，但我們的回應卻是越來越少運動。從常識來看，人類會採取有益自己的行動，避開傷害自己的行為。從生活的大部分層面來看，我們確實會趨吉避凶，但說到人生最重要的部分之一──健康，卻又不是如此，實在讓人摸不著頭緒。

我開始運動的動機很簡單，十六歲時第一次舉起啞鈴，那時的我瘦巴巴，厭倦了老是被哥哥找碴。結果，啞鈴發揮了功效。我變得夠強壯，在大學加入美式足球隊，後來就沒停下鍛鍊身體的腳步。如果我們持續選擇挑戰自己，會不斷得到回報。

演化也為我們帶來運動的強烈動機。我們都聽過「跑步者的愉悅感」（runner's high），指的是運動會促使大腦釋放腦內啡，為身體帶來愉悅的感受。這種神經傳導物質宛如天然麻醉劑，像是對我們有好處的海洛因。

但演化似乎也解釋了為什麼我們會迴避有挑戰性的活動。當人類仍住在洞穴裡、過著最基本的生活，只有不得不工作時才會工作，其他時候就休息。那時的我們需要休息！人類學家指出，

生活是由短期的辛苦體能勞動，以及長時間的躺下放鬆所構成。

瞧瞧野生動物，就能看出我們過去可能的模樣。獅子會盡量閒閒沒事久一點，飢餓時才一躍而起，採取行動。飢餓刺激了行動。牠們不會自認為需要有氧運動，而追逐起斑馬。

我們也一樣，人體不希望燃燒超出需求的熱量。為何人類會把多餘的熱量以脂肪形態儲存？這是在養分不足時，人類物種的生存之道。在那種時候，自願跑去運動可是自我毀滅之舉。即使幾個世代之前，多數人仍是整天辛勤地進行體能勞動，不需要跑步機或成為健身房會員，才能確保自己持續鍛鍊體能。

如今，我們過著食物相當充分的日子，想吃什麼就吃什麼，幾乎不用耗費能量去張羅，只要開車一下下，到超市或甜甜圈店就行。在缺乏飢餓的動機之下，運動完全得靠自願了。

結果自願者少得可憐。

有沒有改變的希望？設法讓人覺得罪惡而運動，並非可行之道。早在一甲子前，甘迺迪總統就曾鼓勵大家多活動。之後，我們活動量又更少了。讓人覺得不運動是種罪惡，最終可能導致洩氣，甚至連嘗試都不肯。

我認為，在飲食越來越糟及運動越來越少之間，存在著不易察覺的因果關係。運動需要燃料。若我們缺乏適當飲食，身體會想要到處移動嗎？如果體內酸性物質變多、水分不足，又缺乏大腦、骨骼與肌肉需要的營養素，我們會渴望體能挑戰，還是躺在

軟軟的沙發上看大螢幕電視？

　　缺乏移動與挑戰肌肉的意願，有個原因在於：我們並未獲得保持健康所需的所有營養素與水。不想運動，是某種隱含的缺乏所造成的症狀。這代表有事不對勁。健康的身體是喜歡活動的。

　　好，再重新想想絕大多數人缺乏規律運動的統計數字。理由昭然若揭：我們吃的比以前糟，因此動的比以前少，而這兩項驚人事實是緊密相關的。今天多數人根本沒有力氣或能量去做些費力的體能活動。

　　沒有任何動物是天生就要坐著，啥都不幹。沒有靜止不動這種事，連我們體內也沒有。從體內來看，我們是持續在動的。體內的訊息持續不斷地在每個細胞間流動。就本質來說，靜止等於功能障礙、疾病與死亡。

　　另一方面，如果給予細胞所需的營養，骨骼和肌肉就有採取行動的力量，而心肺也有能力回應體能大挑戰，這樣我們還能滿足於躺在那邊、啥事都不幹嗎？

　　不可能。一旦我們擁有法拉利的鑰匙，汽油也加滿了，我們就會準備**出發**。

## 運動與五大原力

　　之前提過，我年輕時就努力鍛鍊身體，踢過美式足球，也做

過許多其他運動，後來研讀運動生理學，訓練過其他人，包括許多運動員，甚至奧運選手。

有這麼多非常講究體能條件的年輕人，飲食竟然這麼糟，實在令我詫異不已。其實，我二十五年前也和他們一樣。瞧瞧高中和大學運動員，他們經過高強度的練習與要命的操練之後，就直奔速食店的得來速。你以為他們這麼用心練習，因此會維持像金牌選手那樣的飲食？其實不然。

我也認識抱持相同心態的大人。他們會說，我今天在健身房消耗九百大卡囉，所以可以出去吃三片披薩、五百毫升冰淇淋，或喝幾杯龍舌蘭酒，沒關係的。

但實情不是如此。首先，你的身體在面對健康、營養密度高的熱量，和面對不健康、缺乏營養的熱量時，會有不同的處理方式。再者，錯誤的飲食對身體造成的損害，可不光是來自空熱量而已。無論做多少運動都無法彌補。

那些年輕運動員無論吃什麼，為什麼身材都那麼好？想像一下，如果他們努力運動，飲食又健康，保證會更強壯、更敏捷。但他們不可能永遠年輕，總有一天，那些不好的習慣會追上來討債。他們終究會步入中年，過著久坐的生活，但飲食卻和活動量大的十九歲一樣。世界上有好多退休運動員體重過重、病懨懨，身體垮了。正如我們所見，心臟病與癌症的種子在幾十年前即已播下，之後才開花。

體能活動和五大生命原力的連結，是無窮無盡的。

我們動得越多，就能攝取更多氧氣。這還不一定是運動鍛鍊，只要在日常生活中持續動動身子即可。我們之後會討論到，氧是身體每個細胞的燃料，點燃之後能產生能量，提升我們修復細胞與組織的能力；氧會讓人體的血流與肺部都更有效率。研究人員曾經請一些年長女子每天走半小時，發現光是這樣，就足以降低呼吸道疾病的風險。

運動會提高體溫，讓我們流汗冷卻，於是我們會喝更多水，這樣又會改善其他狀況。增加排汗也能幫助人體擺脫毒素。

人體排毒系統也能帶來其他方面的好處。《美國醫學會期刊》刊登過一項研究，對象是三千名正在治療乳癌的女性。結果顯示，那些有荷爾蒙反應的腫瘤患者，若每星期快走三到五小時，會比維持靜止狀態的女性降低一半的乳癌死亡率。

運動時，心臟會更努力打出較多氧氣到全身，尤其是最需要氧的肌肉。這會增加毛細作用；即使最小的血管也會攜帶氧氣到細胞，對整體的心血管系統有益。此外，額外的氧氣也能增加紅血球的數量。

運動會增加能量需求，加速自然代謝的過程，因此更多細胞碎屑需要清出來。活動會增加淋巴液的流動，協助抵擋疾病。

當我們的活動量足夠，就能讓好的效益加乘。若能增加氧飽和度，提升身體的鹼度、水合、優質營養與排毒，就能達到最佳

健康狀態。只要開始動起來，就能讓這些因子達到最高水準。

　　我們應該經常動動身子，但大部分是適度的移動即可，例如走走路，做些需要移動腳步才能完成的事，且盡量不要穿鞋。這樣能運動到經常受忽略的足部肌肉，還能提升平衡感，強化整體的連結。

　　近期有不少研究，把久坐與死亡風險提高連結。科學家認為，坐姿會改變我們的代謝作用。他們不是很確定原因，但就是如此。能站就站，才能延年益壽。

　　我們也要投入短期的高強度活動，讓全身的力量爆發。對我們來說，短距離的極速跑步、游泳、騎單車，這類全速衝刺會比在跑步機上單調慢跑半小時以上有用，也更有樂趣。一天五分鐘就夠，不必覺得像在健身；無論是追逐小孩、小狗，或是跳上跳下、爬樹、對牆打網球、練個空氣拳擊幾回都行。做些會讓你喘氣與流汗的事情。

　　這些短暫的高強度鍛鍊，會帶來很大的健康效益，改善代謝、肌力、敏捷與耐力，提升自然生長激素與睪固酮濃度，強化抗老因子。

　　我們也該試著舉重或做些阻力訓練，即使只是利用身體的重量，總之要把肌肉的力量發揮到最大。沒錯，女性也是！你不會因為重量訓練變成大塊頭的。說舉重會讓身材魁梧，是流傳太久的都會傳說。就算舉起的重量再多，都不會讓你得到男性荷爾

蒙。強迫肌肉做些不太容易掌控的動作時，肌肉的反應就是變得更強壯。今天練出的精實組織會讓我們終身受用，誰都不想成為跌倒就爬不起來的老人家，重訓習慣可保證我們有力量從事日常生活的各種行為。而為了回應更強健的肌肉，骨骼密度也會變得更高、更粗壯，降低骨質疏鬆的機率。

此外，運動還可以培養平衡感，讓我們不容易跌倒，即使跌倒也不容易骨折，有力量與精力站直身體。

以往的「舉重訓練」心態已過時。如今我們知道，重點不在於能舉多重，而是維持正確體態，透過多重動力鏈動作，維持身體的適當機制。這裡指的是壺鈴擺盪、波比跳、羅馬起立等運動，以及伏地挺身、引體上升、深蹲與弓箭步等徒手訓練。我們甚至不需要傳統的「鍛鍊」，只要出個門，整理一下花園，或者每天多走點路。

今天可以動動身體的方式太多了。如果不方便到健身房，身邊也沒有人陪你走路或騎車，你可以打開 DVD 播放器練瑜伽，或在自家的私人空間「加入」高強度訓練團體，例如 P90X、21-Day Fix 或 T25 等課程方案，那是我在 Beachbody 公司的同事所製作的。

丹・布特尼（Dan Buettner）在《藍色寶地》（*The Blue Zones*）一書中寫到，他造訪過一些地方，當地居民過著長壽、活動量大的生活。他從這些健康老人學到的第一堂課是：自然地

移動。「他們投入規律、低強度的體能活動，通常是日常生活的例行公事。」他寫道。

尋找你在生活中喜歡的事情，好好去做。別讓事情變得太複雜；只要規律地動動身子，尋找樂趣，好好遊戲，就可享有長期的健康效益。

我們需要尊敬自己的肉體，那是想要活力充沛地投入實體世界的生命。我會和衝浪之神萊爾德・漢米爾頓（Laird Hamilton）一同訓練，他曾說過一些有智慧的話：「嘗試你做不到的事，這樣就能做更多你想做的事。」

當然，我沒能駕馭百呎高的海浪，或其他只有萊爾德做得到的事。不過，這表示我們應該嘗試新的、困難的活動，做些能挑戰弱點的動作。這是讓自己變強的唯一途徑。運動時，我會挑戰自我，以訓練自己的反應能力、遊樂能力，展現出對生命的熱愛。我不想局限於身體能做什麼、不能做什麼。我想要超級生命！有能力玩、有能力動、做想做的事，對我而言很重要。

不過，運動不該讓人覺得單調。讓運動變成一種遊戲，一場競賽，即使只是和自己比。做點讓自己使出全力的事，像孩子那樣。運動強度是你的朋友，會刺激生長荷爾蒙的分泌，讓肌肉更強壯。別只是在跑步機上踩著沉重步伐、在室內健身腳踏車上蹬著身子，或躺在大腿推蹬訓練機的長椅，一次又一次做著啞鈴臥推。我們需要從一個極端走向另一個極端，從完全休息到使盡全

力、瘋狂發揮。讓我們的行動更難預測一點。來點混亂場面吧，但要有智慧，好好掌控。

就像打籃球時，你本來在慢跑，突然間來到籃框下，於是比賽爆發激烈場面。你要跳起來、蓋火鍋、在小角落快跑，然後拋出去、接球、再投籃。之後籃球又飛回場中，這場景一再發生。

以最高速度移動或盡力舉起重物，不光是讓人健康，更是感覺美好。在這些時刻，你會明白肌肉可感受到喜悅。高強度運動會釋放大量多巴胺到血液中，即使我們稱不上運動員，也能感受到運動員的狂喜。這是純粹的身體愉悅，能達到這個程度是件美妙的事，更能滋養靈魂，提醒我們活著的意義。

我相信人體的最深處是仰賴活動的。活動能治癒我們，讓避免患病與發炎的體內系統運作得最好。要讓身體療癒、達到最佳健康狀態、大腦活化、產生血清素與多巴胺等神經化學分子等機制，以及獲得適當睡眠，讓生命充滿光明，都得靠身體活動。

要是我們無法藉由動動身子來獲取能量，就會想從咖啡因、機能飲料或香菸中尋找。化學刺激會觸發腎上腺，引發代謝與激素失衡，產生發炎、睡眠不佳、消化系統疾病、高血壓等不健康的狀況。如果活動量不足，讓我們在夜裡不夠累，就會靠吃藥或喝酒來入睡。

以前大家認為，動手術後要臥床才能痊癒，或者身體部位受傷最好別動。現在我們知道事實恰恰相反，活動是康復過程中的

重要一環。

研究顯示，如果不使用肌肉，就會流失高比例的肌肉量。沒有維持健美這種事情，不是更強壯，就是更虛弱。

但不必把自己塑造成某種體型，這不是應行之道，不必特別強調體型。我看過有人天天上健身房，但身體沒有變化，他們也沒覺得比較好。你應該感到愉快才對，這是唯一重要的事。

重要的不是完美體型，或是完美的鍛鍊例行公事。你只要展現出生命力。今天太陽升起，你活著，能得到所需的空氣、水和食物。好，現在你要怎麼利用這些元素？

我每個星期和一群朋友運動六次，最年輕的二十幾歲，最年長的已過花甲之年。我們三天上健身房，另外三天則到泳池或大海中。我們會一起衝浪。大家都過著忙碌的生活，但每天仍會挪出時間動動身體。我們使盡力氣運動，從中獲得樂趣。我們會放下自尊，毫不留情彼此嘲弄，三不五時發發牢騷、罵罵人、流汗並笑鬧，但也相互鼓勵，確保大家都做對的事，所以每個人都變得強壯，沒有人受傷。現在對我們來說，不光是運動而已，大夥成了哥兒們，會關心彼此的生活大小事。

就成人來說，我們表現得不錯了，但還是不如普通的孩子。孩子不會「鍛鍊」，而是「遊戲」。他們會移動、督促自己、競爭，讓自己筋疲力竭，原因不是認為自己該這麼做，也不是醫師要他們這樣做，單純是出於樂趣。這是做任何事情的最佳理由。

當其他事情發揮不了作用，甚至連維護健康也說服不了我們運動時，樂趣就是最好的動機。

要練就好身材，最好的作法就是讓這件事更有趣。

我和朋友一起運動，著實樂趣無窮。

# 任務清單

* 要規律運動。運動對身體的功用不亞於食物的營養素或藥物。如果你不動、不挑戰體能，就不可能成為健康的人。

---

* 找朋友一起運動或鍛鍊。彼此鼓勵，會比獨自運動時更能發揮潛能。

---

* 鍛鍊身體時要真正達到一定的強度。身體會適應運動時的壓力與不適，變得更強壯。

---

* 如果你是女性，擔心自己肌肉太發達，請別過度擔憂。女性沒有那麼多激素能長出雄壯威武的肌肉。

---

* 在年齡增長之際，別忘了維持肌肉強度。

---

* 別在健身房猛操一小時，其他時候又在辦公桌旁或沙發上休息。日常生活中要多動動。最好的體能活動並不是在健身房或跑步機上進行，我們最享受的運動是融入正常生活的運動。不妨到處走走跑跑、上下樓梯時慢跑，並與親友和寵物一起遊戲。身體活動不是特殊事件，而是生命本該有的樣貌。

---

# 7

# 原力三：氧氣

想知道氧氣有多重要嗎？屏住呼吸試試看。我們可以兩個月不吃、兩個星期不喝，但沒有氧氣的話，大約只能撐個四分鐘。知道差別了吧！

眾所皆知，人類需要氧氣才活得下去，只是大部分的人說不出確切原因。我們會把氧氣吸入肺部，由此進入血液。健康的血漿至少含約九〇％的氧。之後，血紅素分子會帶著氧氣，送到身體各處的細胞，然後蛋白質把氧和其他元素結合成水。人體細胞便運用這轉換過程中所釋放的能量，作為人體運作時的燃料。

食物是我們主要的能量來源，但少了氧，人體就無法獲得攝取的營養素；少了氧，人體無法運作。幾乎所有化學反應都需要氧，氧會提供生命火花，點燃我們的細胞活力。

但我們把這項生命原力視為最理所當然，因為我們是不自覺地呼吸。反正身體會自己搞定，對吧？

錯！許多人在生活時使用的氧氣太少了，將為此付出代價。

我們可以採取幾個步驟，來獲得更多氧氣。不過，我們先來瞭解氧氣太少所帶來的危害，以及將如何損及其他四大生命原力。

一九三一年，奧托・瓦爾堡醫師（Dr. Otto Warburg）獲得諾貝爾醫學獎，因為他發現氧與癌症之間的關聯。他的說明很值得一聽：「癌症和其他疾病相比，次發成因多得數不清。但就連癌症，主要成因也只有一項。簡言之，癌症的主要成因是：在正常的身體細胞中，氧的呼吸被糖的發酵所取代。」（癌細胞的能量不是來自氧，而是葡萄糖。）

瓦爾堡醫師研究的是腫瘤代謝與細胞呼吸；他如此看待低氧與癌症之間的關聯。換言之，也是充滿氧的組織和良好健康狀態的關聯。他在一九三一年就是因為這項突破而獲得殊榮。今天，癌症仍是我們的第二大殺手。光是知道癌症與缺氧之間的關聯，並不足以預防。

時至今日，許多研究仍不斷確認癌症與含氧量低之間的關聯。不久前，喬治亞大學的研究人員在《分子細胞生物學報》（*Journal of Molecular Cell Biology*）的一項研究中，談到他們在實驗室分析七種不同的癌細胞樣本，結果發現長期缺氧會導致癌細胞擴散。

顯然，這不表示我們只要更深地呼吸，就不會罹患癌症。從細胞的層次來看，含氧量和許多因素有關，我們會在後文詳加討論。有些因素是我們無法自行掌握的，但若盡力提高體內的含氧

量，體內保持弱鹼狀態，這兩大生命動力就會結合起來，讓身體不易受到疾病侵犯。

亞瑟·蓋頓醫師（Dr. Arthur C. Guyton）是備受推崇的教科書《醫學生理學》（*Medical Physiology*）作者，他曾如此說明這個現象：「所有慢性疼痛、不舒服與疾病，都是因為細胞缺氧。」

哇！我們還在設法理解充分的氧氣對人體健康有何重要性，這時不妨思索蓋頓醫師這句話的意義。並不是只有**一些**「疼痛、不舒服與疾病」和缺氧有關，而是**所有**。

氧氣確實可能成為醫藥。在《重症照護期刊》（*Journal of Critical Care*）刊登的一篇研究中，以二十五名住院患者為對象，這些患者有嚴重的急性呼吸道感染。在給予氧氣療法後，六小時內就有超過四五％的人出現改善。研究指出，對於感染者來說，氧氣療法「對成人而言，是早期治療的有效方式」。醫師常使用高壓氧治療艙，讓患者修補受損的內臟，亦即讓患者接觸百分之百的氧。

氧對健康的重要程度，再怎麼強調都不為過。學者對氧的研究比其他元素更多也更悠久，尤其是氧與健康的關聯。早在幾個世紀前，煉金術士就知道氧的力量強大。

氧提供完美的例子，說明五大生命原力彼此相關。如果我們的排毒系統不清除毒素與致癌物，這些東西就會在細胞周圍與內部累積，使細胞窒息。要是發生這情況，細胞會減少呼吸，氧的

進出流動隨之受損。另一項降低細胞氧合作用的，是血液循環不佳。什麼因素會導致這情況？主要是飲食不良。當我們吃加工食物、不健康脂肪與太多的糖，紅血球就會結塊，無法流動。

同時，我們或許沒有攝取足夠的必需脂肪酸，以維持細胞健康，例如核桃、奇亞籽與亞麻籽、藻類、鮭魚、南極蝦與沙丁魚等，都含有這種營養素。這又是氧氣交換不佳的另一個原因。

德國科學家約翰娜・巴德維希（Johanna Budwig）博士依據瓦爾堡醫師的研究，發現脂質（脂肪）對於細胞呼吸有很強大的影響力，會深深影響氧合作用。巴德維希說，我們能採取重要的步驟來預防癌症，例如獲得充分的必需脂肪酸、別碰氫化脂肪。你猜的沒錯，氫化脂肪主要存在於加工食品。

若飲食妥善，食物就能提供氧氣，只要喝很多水，就能促成更多的氧氣交換發生。如果我們在飲食中攝取充分礦物質，支持弱鹼性的體內環境，細胞自然就會富含氧。如果排毒系統夠強，就會清除細胞的代謝殘屑，幫助維持健康的細胞含氧量。接下來，充分氧合的組織便能支持免疫系統，讓我們不致罹患病毒與細菌引發的癌症與疾病。

另一方面，飲食不佳、太多蛋白質與加工食品、太少水分、酸性食物太多、壓力與毒性，都會累積起來，造成細胞缺氧的壓力，最後壓垮免疫系統。

# 氧如何造成傷害？

氧的特色在於它富有能量，是強力的火箭燃料。沒有氧，火就不會燃燒。氧是清潔劑、消毒劑、除臭劑、純化器。金屬氧化就會生鏽。氧氣也讓蘋果核稍微暴露就變成難看的棕色。

在人體內，氧不僅具有創造的力量，也有毀滅的力量。我們代謝食物時，把營養素與氧結合，如此有助於分解，但也會產生自由基──帶有奇數個電子的原子與分子，會在移動過程破壞一切。為了擁有偶數電子而穩定下來，它們會從撞擊的原子中偷取一個電子。遭到搶奪的原子與分子就變成了自由基，無論去哪裡都會掀起混亂。安德魯・威爾（Dr. Andrew Weil）醫師曾把自由基比擬為龍捲風，在行進途中摧毀一切，造成一連串的細胞受損反應，和癌症、老化及其他壞事有關。氧，是雙面刃。

我們可以採取幾種方式來對抗這種損害。主要的方法之一，是攝取抗氧化劑來中和自由基，讓它們變得無害。前面曾說明，攝取含有抗癌物質的食物很重要。自由基在細胞層級的生命週期中是很自然的一部分，只要我們吃新鮮的全食物，就不用擔心氧化過程。

含氧太少的低氧症會對人體造成傷害，且是全身性的問題。例如讓大腦與心臟周圍的血管窄化，導致流入這些器官的血液變少，也會引發大腦低血糖的問題，而葡萄糖是大腦的主要養分。

最大的問題在於，如果缺氧程度不高，很容易被忽略，長久下來會導致身體與其他系統的慢性退化。英國里茲大學曾進行的一項研究指出，「大腦含氧量低與阿茲海默症之間有清楚的關聯。」

　　缺氧的細胞或多或少會失去傳信能力，繼而降低細胞對體內環境變化的適應力，也會減少對我們吸收到的毒素的對抗能力。研究人員發現，一旦含氧量過低，會啟動交感神經系統，亦即面對威脅時的戰逃反應。連情緒與心理壓力也會因為釋放腎上腺素與其他相關激素，大量消耗氧氣。日本大阪社會醫學研究所進行的一項研究指出，心理壓力會降低肌肉細胞攜帶的含氧量。

　　細胞含氧量低的症狀包括疲倦、循環系統問題、消化不良、肌肉疼痛、暈眩、沮喪、失憶、非理性行為、易怒、胃酸過多、支氣管及整體免疫問題。涵蓋的範圍很大吧？許多看起來健康的人，也會有這些「正常」的症頭。想想看，何不讓更多氧進入體內組織，或許會覺得更健康？

　　里昂・柴托（Leon Chaitow）醫師曾經研究過度換氣，也就是呼吸太快太淺，於是能攜帶的氧氣太少；這在女性身上比男性常見。他發現，如果無法適當呼吸，不夠深入胸部較低處與腹部的話，會導致慢性下背痛與結腸痙攣，甚至弱化核心肌。橫膈膜會收縮，擠壓神經與動脈血流，限制消化道通往胃部的通道。

　　呼吸不當也和諸多病痛有關，包括腸躁、過敏、頭痛與血糖不正常。連經前症候群的痙攣、疼痛敏感與易怒，都可能和每個

月的激素變化導致呼吸太淺有關。

　　大致而言，含氧量低肇因於我們不健康的行為，且多半和飲食習慣有關，但有些則可歸因於環境不佳。

　　在工業革命以前，空氣中氧的占比為三二％，今天世界主要城市則是一五％，僅剩下一半。但我們對於氧氣的需求並未降低。事實上，由於我們現在需要中和抵銷的毒素更多，反而比以往需要更多的氧，得到的卻更少。鄂文・拉胥羅（Ervin Laszlo）是聯合國顧問，也是哲學與系統科學教授。他曾寫道：「從這些層面來看，要人類獲得足夠氧氣、維持身體健康很不容易：人體需要適當攝取氧氣，讓身體細胞、器官及整體免疫系統發揮完整的運作效率。而以我們今天攝取的氧氣量來看，很容易引發癌症與其他退化性疾病。大約有六％到七％的生命無法支撐下去。」

　　地球的含氧量比以前少，和我們一樣得奮力才能維持健康。每年有面積越來越廣的森林植栽消失。再想想綠色植物會釋放氧到大氣層，帶來四〇％的氧氣。不光是空中，地球還有大量氧氣來自浮游生物和浮游植物，亦即海洋中最小、最古老的綠色植生。隨著海水變暖、汙染日益嚴重、含氧量下降，植物生命也承受苦難。我們也一樣。無論在地球的何處，氧氣代表了生命。

# 如何得到足夠的氧？

那麼，如何確保自己能得到有益健康的氧呢？答案主要在其他生命原力。

首先，我們可以透過飲食；攝取生蔬果、堅果、種子都有益健康。新鮮的生食最好，因為裡頭含氧，尤其是富含葉綠素的綠色葉菜類，如羽衣甘藍、甜菜葉、螺旋藻與綠藻。新鮮的生食等於更高的含氧量，烹調會加速任何食物的氧化，而無法貢獻氧的食物反而會耗盡氧，包括動物產品、加工食品與糖。就像其他東西一樣，營養是關鍵。

接下來，是喝充分的好水。水在大自然的湖泊與河川流動時，會因為移動而和空氣接觸，讓水中的氧更穩定，身體也更容易取得。我們在第四章〈原力二：水〉提到，很少人能每天喝未汙染的泉水，因此需要花點力氣，取得富含礦物質且會流動的乾淨好水。

正如瓦爾堡醫生的發現，氧與健康的細胞鹼度密切相關。我們可以透過飲食，讓身體呈弱鹼性，並避開會讓身體酸化的東西，包括某些飲食、毒素，甚至負面情緒。後面會詳細討論。

盡力保持排毒系統的強健，也可確保身體組織富含氧。排毒系統可排除細胞產生的廢物（無論這些廢物是否為自然產生），這些廢物會降低組織保有氧氣的能力。如果腎臟無法排除毒素，

那麼毒素就會停留在血液中，破壞血液能攜帶的氧。若我們的生活習慣能讓外在毒素減到最少，包括汙染、家庭毒素、日常刺激物，將帶來更多的加分效果。我會在第十二章〈原力五：排毒〉詳細說明。

即使在周圍種些植物，也有助於維護身體系統的健康含氧量。植物是很有效的空氣淨化裝置，是大自然中最有效率的室內空氣清淨機，能移除甲醛、苯、三氯乙烯，甚至灰塵等汙染物。研究顯示，醫院病房裡若擺設植物，住院患者會復原得更快。

最後，我們可以呼吸得更好、更多。

瑜伽修行者和僧侶冥想的理由很多，但全都重視呼吸。呼吸不僅有助於冥想與紓解壓力，還能改善大腦與免疫系統機能，淨化身體，讓心靈純淨。我在早晨會用簡單的「五－五－五－五」呼吸法：慢慢吸一口氣，數到五，之後屏息五秒，再吐氣，數到五，之後停止五秒不呼吸，這樣肺部就什麼都沒有。我每天會這樣做十五分鐘。

多數人在呼吸時並未把肺部充飽；換言之，我們沒有盡量攝取可得到的氧氣。以下幾種方式可修正這一點：

第一，要更留意我們的呼吸。通常，我們往往因為壓力而呼吸太淺，只讓肺部頂部充滿空氣。很可惜，就一般活動來說，我們需要的空氣就只有這樣。事實上，我們得專心讓肺部充滿空氣，之後把裡面的東西完全排出，包括有害的氣體。

　　如果沒有規律進行體能活動，就少了深呼吸的需求。這又是另一個運動的好理由。我們培養的運動習慣，可能嘉惠生活的其他面向。若活動身體時練習深呼吸，身體就會記住這種快感。

　　正因如此，運動時要能感覺到強度。如果心臟撲通撲通跳、氣喘吁吁，就會攝取到最多的氧氣。我和朋友會用啞鈴在泳池運動，像美國海軍海豹部隊那樣，在水底下屏住呼吸鍛鍊，之後再衝到水面上吸氣。強度很大，完成後卻覺得通體舒暢。

　　**有氧運動**聽起來是個老派的運動詞彙，指的是讓我們氣喘吁吁的運動。如今大家做有氧運動的主要原因是有助於減重，且不復胖，但有氧運動的生理效益遠遠不僅於此。無怪乎運動員的肺容量比非運動員大，雖然他們的肺並沒有比較大。更高的氧氣攝取量也和提升心臟健康有密切關聯。任何能讓我們深呼吸的活動都很棒。

　　鍛鍊身體、長出肌肉是好事，但更好的是讓心肺更強健。

　　要提醒自己，深呼吸能帶來不同。這就是瑜伽的好處，因為瑜伽很重視調整呼吸。我大力推薦某種形式的冥想，這時生活可暫停腳步，有意識地呼吸與反思。

　　提醒一下，每當我吃東西，都會當成按下暫停鍵的時刻，感謝食物，並透過鼻子呼吸，將身體放慢，轉換到心平氣和、讓副交感神經放鬆身心的狀態，準備好接受食物。

　　我熱愛衝浪，衝浪可教我們感受呼吸的力量、如何珍惜這份

力量，以及氧氣攸關生死的重要。每回我在浪下閉氣，就會因為
這項生命原力而感到謙卑。

　　當我們把身體發揮到極限，會一直收到訊息：**呼吸**。這深深
提醒我們氧氣這項生命原力具有多大的力量與重要性。

# 任務清單

* 盡一切所能,讓更多氧進入體內。別光是吸入氧而已,還要確保能從新鮮蔬果等食物中獲得氧。細胞缺氧的症狀隨處可見,從疲憊、免疫問題到阿茲海默症皆然。

* 有意識地呼吸。這表示要深深吸氣,讓空氣填滿肺部,之後完全清空。許多人的呼吸太淺了。透過鼻子深呼吸,也是很好的紓壓方式,能立刻讓身體平靜下來,而且比抗焦慮藥物還要安全、便宜。

* 到戶外去。戶外空氣的氧氣濃度比室內高,因此到有花草樹木的地方多待一會兒。植物會讓空氣更清新、更豐富。別忘了,氧氣也是一種解藥。

* 以鼻子好好呼吸,過濾灰塵、汙染,以及其他可能直接跑進肺部的怪東西。

* 天天運動。體能活動需要你掌控深呼吸,促進良好的呼吸習慣。

* 聽從你的呼吸。如果呼吸短促,身體會有壓力,感覺緊張。如果呼吸深層飽滿,身體就會放鬆舒展。

# 8

# 我的食物探險人生

踏上這條路純屬意外。那時是一九九〇年代,能量棒廣為流行。能量棒聽起來是個好東西,可快速補充能量與養分,又像巧克力棒一樣方便好攜帶。問題是能量棒不好吃,且含有一大堆糟糕的原料:精製糖、加工穀物與化學添加物。

於是我決定自己在家動手做。我用些杏仁醬、椰肉、種子與堅果、果乾、一點蛋白粉、一點螺旋藻,混合後做成棒狀,全是生的天然食物。我把自製能量棒放進容器,無論去哪裡都隨身攜帶,例如健身房或海灘。看來大家都愛吃,於是我繼續做實驗,加入更新、更好的食材。多年來就是不斷地研究、探索、旅行、測試,測試再測試。

後來父親去世,留下一小筆錢給我。我決定用這筆錢創立公司,認真地到處尋找最優質、最營養的能量食物、藥用植物,或是今天所稱的超級食物,然後做成配方讓人飲用,有時當成酊劑,有時只是當作生食材。我只想找到最乾淨、最有力量的新產

品，讓它們問市。

　　當時，若聽到喜馬拉雅山區有某種特別的東西生長，我會立刻搭機親自走訪，一探究竟。我不想買市售的加工品，或是仰賴他人幫我找產品。那時，說到要送進肚子的東西，我可是老練的控制狂。你不能憑空認定自己吃的食物不含化學物質、基改生物或其他奇奇怪怪的原料。有些食品加工廠與製造商，面對要放進產品中的植物粗心、無知的程度，保證讓你大驚失色。

　　我的座右銘是：別破壞這種完美！我決定要好好照料植物，從還埋在土裡開始，看著它成長、乾燥、處理，盡力確保其非凡的能力完整無損，包括所有的維生素、礦物質及支持人體的療癒特性。大自然本身就能創造出讓我們活力旺盛的完美食物，但是在實驗室製作的任何東西，都可能有一、兩種，甚至二十種不良的副作用。我想前往種植食用作物的農場，看看植物在土壤的生長情景，與農夫聊聊這些植物的功用，以及人類為何、如何運用它。我就是這麼享受學習。我有文學士與碩士學位，但我受的教育若和實驗探險的熱情一比，實在相形失色。

　　在這過程中，我結識了米格爾‧貝魯曼（Miguel Beruman），他是個奇葩。米格爾原本在我居住的加州馬里布某間維他命店鋪任職。我們一拍即合，都想要找到以永續農法種植的最佳食物，以及公平對待食物的提供者。米格爾聰明慧點，接受過自然健康與藥草科學的教育。我聘雇他，請他幫我思考如何把超級食物變

成產品，再生產販售，嘉惠大眾。米格爾如今住在阿根廷，能夠直接協助聯絡拉丁美洲與世界各地的種植者與研究者。他會說多種語言，又來自代代相傳的墨西哥與美國原住民治療者家族，可說家學淵源深厚。

　　後來，我認識伊莎貝爾與卡爾‧戴克勒（Isabelle and Carl Daikeler），這對夫婦就是 Beachbody 健身公司背後的老闆。那時我沒有電視，不知道他們建立了超火紅的運動帝國，旗下的健身訓練課程包括 P90X、瘋狂健身（Insanity）、T25、火力拳擊（Turbo Fire）、巴西翹臀（Brazilian Butt Lift）等等。伊莎貝爾在維他命店鋪認識了米格爾，提到她當時的男友（後來成為丈夫）所開設的公司想把補給品開發成奶昔的想法。米格爾把她介紹給我認識，因此改變了我的生命軌跡。伊莎貝爾與卡爾想要製作高檔、真材實料的超級食物奶昔，當時並沒有這樣的產品，但是連我這種瘋狂講究純淨健康食材的人也會喝。他們希望由我來開發，他們會負責行銷。經過兩年的辛苦嘗試，配方終於問世。二〇〇八年，我們推出 Shakeology（奶昔學），時至今日，這個產品每天嘉惠成千上萬的人。

　　為了搜尋超級食物，我走遍全世界，一年會展開三、四趟長途旅程，一次前往一個區域。有時在當地有認識的人，有時只靠著丁點的資訊與直覺，就決定出發。我閱讀許多科學文章，向終身奉獻於衛生研究的學術與臨床研究人員請益。我也認識了世界

各地的原住民農夫，與他們合作，甚至還認識第三世界的薩滿巫師與治療者，他們會運用草藥與植物，讓人更健康。

打從一開始，我就決定必須這樣安排。我不要跟大量販售原料給我的商業供應商打交道，而是直接尋找源頭。我想先瞭解所有和植物相關的一切，包括如何種植、在何處種植、誰負責種植、誰來收成。這是我的公平交易之道，雖然那時，我還不瞭解何謂公平交易。我想確保每個人都能談到一筆好交易。我知道，如果原料來自加工者或批發商，那麼種植這些作物的農人可能遭到欺壓。我想出一點力，讓提供我們食物的人改善生活；要是他們能過上更好的日子，就會成為更好的生意夥伴。我想要的是這樣的交易。如果你不曾騎上犛牛，前往產物的生長地，那你恐怕不是真正瞭解它。從許多地方購買棕櫚油，往往牽涉到剝奪紅毛猩猩的棲地，讓牠們無處生存。我不要自己的生意演變成這樣的情況。就算要棕櫚油，也不必傷害動物或人。

每當我前往尋找新食物，就會意外學到許多事，例如找到新的藥草，或某種藥草之前從未想像過的新用途。有時，科學家會說些我不知道的事，而我還可以找個薩滿巫師問問他的意見。有時候，情況正好反過來。

我很擅長於親身體驗，是個超級行動派。有一回，我聽到關於辣木的好處，這種樹木的生長地之一是塞內加爾。我在那邊有認識的人，雖然不太熟，只聊過一次，但是我對他的印象很好，

加上我已經研究過這種樹木與產地，決定走訪塞內加爾。辣木的營養價值，讓這趟旅程物超所值：葉子的維生素 C 含量為柳橙的七倍、鈣質與蛋白質分別為牛奶的四倍與兩倍，維生素 A 是胡蘿蔔的四倍，而鉀則是香蕉的三倍。此外，辣木葉也含有許多強大的抗氧化劑。

辣木在亞熱帶很容易種植，但是不易加工，因此開發中國家的人會栽種，並且食用葉子，生食熟食都有。在負擔不起花俏藥物的地方，人們就會靠辣木維持健康，「維他命樹」是辣木的暱稱。在塞內加爾，辣木更因為療癒能力，獲得「永生樹」的封號。

我們會透過有智慧的方式謹慎處理辣木葉，盡力保留其優點。採摘後，清洗陰乾，保留營養素與抗氧化物，然後盡快磨粉。務必暸解每一種食物的基本特質，才知道如何處理最好。沒有任何作法能一體適用。照我們的方式處理很費工，也會提高成本，但要留住食物的原生養分，就得採行正確之道。如果你在乎品質，就不該另闢蹊徑。

但在這一切發生之前，得先找出建立市場的公平作法。生意大多數是在村子的營火堆周圍洽談的，只有你和部落首領。有時，他們聽見我有興趣會很高興，但有時就是行不通。你得先去感受他們如何做事、對於這植物的想法，之後再思考如何取得。我仍與這個非洲國家的鄉間社群合作，建立公平貿易、刺激經濟，種植並加工世界上最好的辣木。

猢猻木（又稱猴麵包樹）是我在西非的另一個重大發現。這是被當地人視為神聖的野生樹木，他們相信，這種樹承載著逝者的靈魂。猢猻木也會生產神奇的果子，裡面富含大量營養素。由於猢猻木無人種植，得仰賴當地人到森林採集。

為了確保供應穩定，我得和三座不同的村莊談交易。聊天時，我曾問他們關於飲水供應，這在貧窮地區是常見問題。村民說，希望能獲得些許幫助，處理飲水問題。於是我透過自己參與的國際非營利組織捕雨者（RainCatcher），提供他們濾水器。村民感到滿意，願意做生意。

當我不只是顧著取得，而是支持商業夥伴，就會真正來到雙贏局面，獲得公平交易。

這樣的日子很奇妙，因為你提供乾淨的水，改變他人的生命，也給予他們經濟援助。他們不需要很多錢和物資，但你能協助他們繼續生活，而他們也可以幫助你。你們一起把健康的食物帶給全世界的人。但是要來到這裡，和部落的人相處幾個小時，得先耗上無比漫長的時間搭飛機，也要在缺乏鋪面的路上搭車前進，有時候甚至得花上好幾年準備，且別無他法。直到今日，我還是直接參與非洲原生超級食物的開發，例如辣木樹等等。這一切都起源於我心血來潮，進而從事一些相關的事務。

我到過印度，大家會問，泰姬瑪哈陵好不好玩？我說我沒去，而是搭了二十五小時的車，到某人的農場一小時，尋找在自

然環境中生長的植物。我不想和仲介或盤商交易，我想看看植物的生長情況，學習關於它的一切，以及如何融入讓一切成為可能的文化。我很高興農夫與我們的團隊能夠以負責任的方式，打造更健康的世界。這絕對比砍樹、賣土地給礦業公司要好。而我會這麼做，全是因為新的食物、文化與非凡人物總讓我大開眼界，無比敬畏。

　　我在不屬於植物的世界裡，也曾碰上有趣的經驗。

　　我曾在澳洲東北部、周圍有野豬與毒蛇的雨林度過幾天，尋找費氏欖仁（kakadu plum，又稱卡卡杜李）、菠蘿蜜、火龍果、可可豆與其他當地生長的超級食物。為了來點變化，我投宿在一間挺不錯的旅館。有天晚上，我沿著走道往房間走去時沒有太注意，等到我抬起頭，竟發現一隻巨大的科摩多巨蜥擋住去路。牠和我一樣大，說不定也和我一樣重。我甚至不確定那是什麼，起初還以為是模樣怪異的鱷魚。後來我才知道，科摩多巨蜥一咬，即可輕鬆置人於死地。我們互瞪一會兒，之後牠轉身，我們兩個都離開。我在想，我該等牠離開後再回來才對。

　　我平時的工作就是這樣。我把熱情轉化為事業，如今就專注於這件事，經常自問：「我的身體少了什麼不可或缺之物？」這樣的問題從未停止。我學的越多，就越想知道。

# 你適合吃什麼？

沒錯，大家總在問，自己該吃何種超級食物。會問這個問題很自然。可惜，答案沒這麼簡單。

首先，我們得瞭解超級食物的適當用途。超級食物是要彌補落差，而不是萬靈丹。超級食物應該介於普通食物及營養補充品和藥物之間。沒有人一早就會吃一大碗枸杞（好吧，有些人會這樣吃！）。不過，我們不能在早餐吃甜甜圈與含糖穀片，然後希望超級食物來解決所有問題。

這些能帶來能量的物質，應該成為日常飲食中規律的一部分。但首先，我們要瞭解這些物質的用途，再依據需求加以運用。

舉例來說，我們都需要攝取維生素 C。人體原本可以自行製造維生素 C，但因為我們吃的植物中含量相當豐富，因此人體失去了這項能力。只是，今天能從食物中攝取足量維生素 C 的人並不多。

許多人是靠著市售的補充品，吃下一種能分離抗壞血酸的藥丸或膠囊。不過，有些超級食物含有大量的維生素 C，而且是人體可以快速吸收的形式。卡姆果（Camu camu）是一種紫紅色的水果，和櫻桃有點類似，生長在亞馬遜雨林。這是維生素 C 最高的天然水果來源，卡姆果粉劑含有一〇％到二〇％的天然生成維生素 C，比單獨存在的抗壞血酸更有效。

之前提到，辣木葉的維生素 C 含量為柳橙的七倍，還蘊含豐富的抗氧化物與其他營養素。許多其他來源也會提供豐富的維生素 C，對於抵抗疾病的能力非常重要。提供能量高的營養密度，正是超級食物的目的，那是無法從一般飲食中攝取的。

在下一章，我們會提到體內弱鹼環境的重要，而適當的養分有助於達到這個目標。有些超級食物可幫助我們維持體內環境的平衡，提供許多人體可吸收的強大礦物質與電解質形式，包括綠藻、螺旋藻、藍綠藻與海中的浮游植物，都是這類食物。你不需要吃一大盤藻類食物來自我修補；這些食物已經透過悉心處理，製成穩定的乾粉或酊劑，可加入蔬果昔或綠拿鐵中。

科學界還在試著徹底瞭解慢性發炎如何傷害人體組織，縮短人的壽命。不過，薑黃在數千年來都是有效的抗發炎劑，也具有療癒功效。我做薑黃醬，裡頭還加入生蜂蜜、杏仁或椰奶，每回吃東西時就加一點，一天吃個幾大匙。薑黃是很強的解毒劑，但如果吃太多，可能會導致肝臟組織太燥熱，因此要記得以蜂蜜、甘草或小豆蔻來平衡，否則長期而言效果太過強烈。不妨讓食物做個循環，有時停止吃某些食物、增加新的食物，才是上策。作法不必太複雜。你可以有一段時間吃大量的紅色食物，之後換成黃色或紫色食物。

鳳梨看起來不像是力量強大的食物，但其蘊含的鳳梨酵素有抗發炎的功效。其他在健康食品店可以買到的木瓜酵素和蛋白

酶，也都非常有效。

　　運動時的確會導致肌肉產生微小的撕裂，造成發炎。為了處理這個問題、加速康復，我很愛喝新鮮或冷凍的鮮榨椰子水或椰奶，以取得必須的糖及電解質。我還會灑些泡過的奇亞籽，以獲得脂肪與蛋白質，或者加入豆類、糙米等植物性蛋白，同時添加辣木葉，這樣胺基酸可恢復原來的狀態。

　　書中不斷提及壓力造成的傷害，無論是來自身體、情感或環境。人體在回應壓力時會釋放出可體松，長期下來會損害健康。食用人參、紅景天、東革阿里（tongkat ali）、黃耆、南非醉茄（ashwagandha）與聖羅勒，可以幫助我們持續對抗壓力。有些品質好的會做成藥丸或膠囊、粉狀或抽取物。

　　抗憂鬱劑如今已是最常見的處方用藥，不過，科學已提供有力證據，說明營養能深深影響我們的心智與情感狀態。我小時候有注意力不足的問題，長大後就克服了這些狀況，也幫助過不少人，因此我對飲食和大腦機能的連結相當瞭解。

　　為了支援大腦，第一要務就是別碰精製糖、許多精製穀物和加工食品，還要多喝點水。若要強化神經傳導物，我們還能吃可可豆、藍綠藻之類的食物，兩者都有大量的天然濃度苯乙胺，能強化多巴胺輸出，亦即讓我們心情好的化學物質。這些超級食物中的化合物會和多巴胺一樣，進入相同的神經傳導物接收器，沒有任何副作用，長期反而會帶來有助健康的平衡與好處。這樣不

是很好嗎？

慢性疲勞往往是因為過度刺激腎上腺素，而我們常以喝刺激物來回應，如咖啡、汽水、能量飲料，但這樣只會雪上加霜。「天然適應原」藥草可以讓身體恢復平衡、支持身體復原，增強抗壓性。黃耆、東革阿里、人參、冬蟲夏草、印加蘿蔔（maca）、紅景天與南非醉茄都有幫助，吃枸杞或喝綠茶也同樣有益健康。

為確保獲得充分的維生素 D，試試多曬曬太陽，這樣最能獲得此種重要營養素。但別忘了，防曬乳可能導致有益健康的陽光無法進入人體。別塗抹防曬乳，但也要小心不被曬傷。總之，還是要考量居住地或在戶外待的時間，必要時就加以補充。

市面上有各式各樣的維生素 D 補充劑，進入冬天可能需要服用。浮游植物也含有維生素 D。照射過紫外光的菇類可提供維生素 D，但市面上的許多菇類並未如此處理。你可以買來之後用紫外光照射（可能有點麻煩），或者買些由多種接觸到陽光的菇類製成的補充品。通常產品標籤上會說明。

Omega-3 脂肪酸對於健康非常重要。許多人是靠魚油來補充，但我們得問：那些魚吃什麼？較安全健康的作法是從新鮮研磨的亞麻籽、奇亞籽（可用咖啡豆磨豆機碾磨）或海藻補充品中取得。此外，也可以從印加果油攝取 Omega-3 脂肪酸，這是一種來自祕魯亞馬遜河流域的神奇植物。

我最近讀了一篇研究，提到女性如果每天吃一茶匙新鮮研磨

的亞麻籽，可明顯降低乳癌。亞麻籽也可以讓婦女在生理期間減少乳房的不適。雖然這些磨成粉的種子分量只有一點點，卻能發揮奇大的功效。這就是超級食物的神奇之處。

由於許多超級食物是以粉末的形態存在，因此「綠拿鐵」成為健康飲食的重要部分。把這些物質加進一些莓果、綠葉蔬菜、水或果汁，或是有菌叢的乳製品（如優格或克菲爾發酵乳），就可以容易攝取。所以，若要聽從我的建議，你可能需要一台好的食物調理機。

正如補充品，我們不知道哪些產品值得使用、哪些又不具其宣稱的效果。如今科技的發展，還無法讓我們證實自己究竟攝取了什麼營養素。儘管我們在 Shakeology 的製程採用了高科技來驗證原料，但這對你沒有幫助。我唯一能給的建議是，尋找優良、有道德的公司，這些公司堅持提供純淨無摻雜的產品。在後文中，我會提供指引，說明超級食物的優良來源。這些公司販售的是乾淨、有益健康的物質。就從那些公司的產品著手吧。

# 任務清單

* 多吃營養密度高的超級食物,可獲得大量具有生物益處的化合物,幫助身體療癒,充滿活力。

* 盡量吃天然食物,而不是實驗室製造出來的維生素與礦物質藥丸。比方說,最好從磨碎的辣木葉或卡姆果攝取維生素 C。超級食物的美好,在於能給予純淨、優質、生物同化作用程度高的營養素,而不是廢物。

* 購買超級食物時,要挑選懂得尊敬食物本身、農人、土壤與來源的生產公司。看了夠多的品牌,就會懂得分辨哪些公司的產品真正來自乾淨、健康、有道德的供貨源,而不只是把超級食物視為貨架上的另一個品項。

* 好好享受超級食物,就像享受你吃的任何食物一樣,別把它們當成飲食中的奇怪添加物。枸杞很美味,而食用方式就像有人吃爆米花或 M&M 巧克力,只不過枸杞剛好可以當成藥物。

# 9

# 原力四：鹼性食物


國中上理化課時，應該見過這兩個字母合在一起：pH。

它表示氫在任何物質中的潛在力量。你可能會和同學以石蕊試紙測試物品的 pH 值，無論你測試的是什麼，試紙顏色會顯示那東西是酸性或鹼性。氫離子越多就越酸，pH 值越低。

我們都知道，酸具有腐蝕與燒灼的特性，能把東西分解，但鹼的概念就不易描繪。和營養、水分與氧氣不同，我們對於「鹼性」概念缺乏心智圖像。

或許正因如此，「鹼性」成為五大生命原力中最難理解的一項。即使詢問一個有健康意識的人「你的酸鹼平衡如何」，你八成會被翻白眼。問問你的醫師，結果恐怕也一樣。

我們雖然不懂，但是身體很瞭解酸鹼，兩者間的平衡對健康非常重要。不過酸鹼並不是呈現靜止狀態，而是隨著身體與環境變化而起伏流動。身體知道如何做些有意識的心靈做不到的事，這樣的例子很多。

在繼續探討之前，先記住：健康的每個層面，都得仰賴體內維持適當的酸鹼環境。而出於諸多理由，這比過去還要困難。

## 為什麼酸性食物會傷害我們？

整體而言，人體略偏鹼性。

原因很多。人體內的蛋白質只在弱鹼性下能適當運作，而不是酸性。人體的酶是一種特殊蛋白質，對酸度很敏感，過酸的環境會壓抑酶的作用，對身體各處產生負面影響。我們在第二章〈原力一：營養〉就談過，體內環境過酸將損及我們代謝飲食的能力，形成不健康的惡性循環。

我們的組織與細胞膜，酸化時會發炎，外觀會出現變化，進而硬化，變得不健康。

相對地，鹼性對人體有安撫效果。若人體呈鹼性，組織就會含有更多的氧，支持所有細胞的運作，包括排除毒素、有害微生物與代謝殘屑等功能。

前文提過，一九三一年諾貝爾醫學獎得主德國化學家瓦爾堡醫師，發現低氧和癌症之間的關聯。他指出，癌細胞永遠是酸度很高的。科學界尚在設法理解癌症與酸度的關聯，但這層連結無疑存在。

pH 值的數值是從〇到十四。中性為七・〇，剛好在中間。

但這尺度是對數系統，而非簡單的算數系統，兩者差異很大。這表示，每個整數點和相鄰的整數點並非只多一或少一，而是多十倍或少十倍。因此 pH 值為五的物質，酸度為 pH 值六的十倍、pH 值七的一百倍、pH 值八的一千倍。

　　舉個好例子來說明。蒸餾水的 pH 值是七・○，可口可樂則是大約二・五。這表示，含有糖與二氧化碳的可口可樂，比純水酸了超過五萬倍。想像一下汽水的酸對人體內的影響。光用想的就覺得不妙吧？

　　體內每種組織或液體的理想 pH 值各有不同。舉例來說，血液的 pH 值必須介於七・三五與七・四五之間，呈弱鹼性。如果血液的 pH 值低於六・八或高於七・八，細胞全會停止運作，我們會很快死亡（別擔心，這種事情不會發生）。肺部的 pH 值也差不多。正常眼睛的 pH 值略酸一點，介於七・○與七・三之間。胃的 pH 值會大幅降至二・○到三・○，因為胃需要很多的酸，才能進行將食物液化的消化任務。吃肉之後尤其如此，需要胃部約 pH 值為○・八，才能把動物性蛋白質分解為胺基酸。

　　幾乎體內的每一項生化反應或電子活動，比如能量產生、代謝、氧化、免疫系統反應，都會產生酸化效應。但如果平衡狀態有所改變，即使程度細微，身體也會自動把 pH 值調回該有的水準。身體的調節能力再度證明，鹼對我們的生存非常關鍵。

# 人體怎麼保持酸鹼平衡的？

肺是鹼化機制的一部分，每回呼氣會排出二氧化碳中的酸，這是正常細胞代謝的一部分。每當需要降低酸度時，身體就會稍微增加呼吸速度，我們甚至不會注意到。

皮膚也扮演重要角色。身體會把酸推向體表，釋放到汗水中，再由汗水從毛孔帶出（你或許發現，我們要處理的幾乎都是過多的酸，很少處理鹼，原因後文會說明）。如果我們需要擺脫酸，汗水就會比較酸。這種情況發生時，我們也渾然不知。事實上，我們的皮膚總是略酸，這樣有黏著性，也能殺菌。

不過，調節整體血液成分、保持酸鹼平衡的，是我們體內專門幹粗活兒的腎臟。腎臟會感覺到血液的 pH 值，如果太酸，腎臟就會過濾出氫離子（如果太鹼，則是排出碳酸氫鹽）。之後，酸就會透過身體的正常出口（結腸與膀胱）排出。

不過，腎臟有其天生的局限，即使工作量增加，依然無法加速過濾血液的速度，一次只能處理那麼多。要是超出腎臟的處理量，多餘的物質就會在血液中循環，直到腎臟有空處理。毒素或酸在血管中來回流動時會帶來危害，沿途造成損傷。

人體會變酸的原因有幾種。或許是免疫系統並未適當工作，沒能按照該有的情況排除毒素或有害的細菌；或許是水分不足，沒能把代謝殘屑與其他正常的細胞殘渣沖掉。《歐洲臨床營養學

期刊》（*European Journal of Clinical Nutrition*）曾刊登一項研究指出，即使輕微脫水，也可能導致腎臟出現變化，包括腎小管酸血症（renal tubular acidosis），代表腎臟的酸度高得危險。

如果身體組織無法獲得足夠氧氣，我們可能會變得太酸。情緒波動也會產生影響，釋放出壓力荷爾蒙，導致人體變酸。不健康的關係與負面的自我形象所建立的心理模式，跟任何身體因子一樣會影響我們。心理狀態會帶領我們前行。

另一個罪魁禍首是飲食，食物會鹼化或酸化體內環境。我們吃的食物一旦被代謝掉，會留下酸性或鹼性的灰分。《營養與代謝》（*Nutrition & Metabolism*）期刊有篇〈飲食引發的酸中毒與癌症之間的關聯檢視〉（Examining the Relationship between Diet-Induced Acidosis and Cancer）指出，「有產酸作用的飲食，通常含有大量動物性蛋白質與鹽分，蔬果量卻很少，可能導致亞臨床或低度的代謝性酸中毒。」《美國臨床營養學期刊》刊載的〈西方飲食的起源與演變：對二十一世紀的健康意義〉（Origins and Evolution of the Western Diet: Health Implications for the 21st Century）提到：「健康成人若攝取標準的美國飲食，會持續引發慢性、低度的致病性代謝酸血症，並隨著年齡增長帶來的腎功能衰退，使情況更加嚴重。」

我們應該大量攝取的食物多半是鹼性的，例如新鮮綠色葉菜、顏色鮮豔的蔬菜、酪梨、杏仁、新鮮冷榨油脂（如橄欖油）。

生菜的鹼度高,新鮮檸檬與萊姆本身雖然是酸的,對身體卻可帶來鹼化效果。

同樣地,我們應該完全避免或少量攝取的食物,正是所謂的酸性食物,例如精製糖、肉、魚與其他動物性食品與脂肪、加工食品、精製穀類、咖啡添加物、調味劑、色素。這又是標準美國飲食的另一個問題。

接下來要談到這些規則的幾個例外。有些健康食品具有稍微酸化的效果,譬如小扁豆與花生等多數豆類。所有蛋白質(植物性蛋白也不例外)與全穀類都會讓我們稍微酸化,眾多堅果與種子亦然。就連一些不可或缺的有益礦物質,也會讓人體酸化,例如硫、碘與磷。

不過,植物性食品是含有所謂的「弱酸」,人體透過呼吸作用等機制,就能輕易中和。此外,植物性蛋白質通常會和鉀等鹼性礦物質一同出現,這些鹼性礦物質能夠中和酸性。

另一方面,動物性蛋白質都有所謂的強酸性,如尿酸、硫酸與磷酸,這些都不容易處理。尿酸會在關節結晶與累積,造成痛風,這種疼痛疾病在過去只有經常吃得起肉的人才會罹患。

腎臟唯有靠著肝臟的稍微協助,才能長時間處理強酸,這時肝臟會分泌強鹼物質「氨」。氨可以大幅中和酸,但對組織不太好,氨的含量太高,長期會導致肝囊腫、肝硬化及酸中毒。

那麼水呢?水在靜止時是鹼性的,但任何有氣泡的飲料都會

酸化，因為氣泡是碳酸產生的，因此稱為碳酸飲料。飲料中的糖分只會強化這個影響。《韓國重症照護醫學期刊》（*Korean Journal of Critical Care Medicine*）曾刊登研究，確認了這一點；研究者發現，高血糖的研究對象有「明顯較高」的代謝性酸中毒，「研究結果指出，血糖濃度會影響酸鹼平衡。」

氧呢？也是鹼性的。氧與鹼在細胞層次上攜手合作。鹼性的環境總會充滿氧，反之亦然。

運動呢？非酸性也非鹼性，但會帶來有益健康的鹼化效果。不過，運動量過多或過少，都可能造成酸化。激烈運動會產生乳酸，之後會透過呼吸來代謝與中和。乳酸會導致灼熱與疼痛感，這就是酸性。但這是很正常的事，人體本該如此運作。運動量太少，怎麼說都不健康。

睡眠不足或過度操煩，會對細胞造成壓力，也會導致酸化。如果你想要吃那一大份多汁的牛排，那就吃吧；為了一塊牛排太折騰自己，只會壞事。這就是重點所在。誰都不免有時吃太多不健康的東西，之後內心充滿罪惡感。我們會吃掉一整包 Oreo 餅乾，再用力責怪自己，但這份罪惡感只會讓後果雪上加霜，導致酸化更加嚴重。

尼古丁與咖啡因都會造成人體酸化，酒精是，大麻也是，這可能和你的期待相反。其他娛樂性用藥會讓我們酸化，同樣地，處方用藥與成藥更嚴重。你大概開始看出一個模式了吧。

　　生活本身就會酸化，至少現在是如此。前文說過，這就是身體通常得費力保持弱鹼性的原因。想想看我們接觸的所有化學物質、汙染物、毒素與刺激物，有些會致命，有些只會刺激；這些東西存在於我們呼吸的空氣、穿著的衣料，以及碰觸的所有物品上殘留的化學物質。我們不知道自己從環境中接觸到什麼，但都會造成整體生活的酸化。

　　其中一個明顯的例子就是丙二醇。這種工業化學物質會運用在食品防腐劑與人工調味料的製造，牙膏、洗髮精、香菸與藥品都會用到，幾乎無所不在。根據美國疾病管制暨預防中心的說法，丙二醇「會氧化為乳酸和丙酮酸，如果數量足夠，會導致代謝性酸中毒」。

　　研究人員發現，汽油、柴油、天然氣、燃油與煤炭所排放的廢氣，會影響肺部健康，導致呼吸問題與呼吸性酸中毒（肺組織有過多的酸）。

　　最後來看看海洋面臨的情況。由於汙染奪去了海洋的氧氣，大海變得更酸，讓好處多多的藻類及其他海洋植物生命都無法呼吸。同樣的情況也發生在人身上，因此我才說保持鹼性比以往要來得困難。

　　我們最常經歷到酸過多的情況是：胃酸逆流，導致喉嚨灼熱。人們會吞服制酸錠，設法與之共存。這可不是什麼好主意。事實上，消化道正設法告訴我們吃太多酸性食物了。但我們沒有改變

飲食，反而服用酸中和劑（那兩種藥品的主要成分都是鈣，是有鹼化作用的礦物質）。它會直接進入胃部，但胃部其實需要很高的適當酸度，才能消化食物。我們的壞習慣再度讓身體難以執行該做的事。

## 慢性酸化的危險

然而別忘了，我們需要一定程度的酸才活得下去，不能完全禁絕。酸不是毒素，也不是有害物質。有時候，最難的一點在於達到平衡。

先前提過，血液的酸鹼平衡攸關生死。幸好身體不會讓 pH 值進入危險區，即使我們的飲食與習慣並不理想。但為了維持適當的 pH 值，身體有時會採取措施，長久下來，確實會帶來傷害。

如果人體累積的酸度比恢復平衡的速度還要快，接下來會這樣進行：

什麼事都沒發生。

至少一開始什麼都不會被發現。

這是因為，若腎臟無法即時調整酸鹼平衡，還有一套後援系統會登場。

鈣、鈉、鎂與我們體內的其他礦物質，都是鹼度高的。如果人體太酸，只要抽出部分礦物質，派它們到需要的地方緩衝酸即

可。如果腎臟偵測到血液的 pH 值降低，會自動找到所需的礦物質來修補這個問題。這些鹼在化學上會與酸結合，產生中性鹽，之後就能安全排出。這又是我們渾然不知的奇蹟。過度酸化會促發立即的鹼化反應。

但如果人體這麼擅長酸鹼平衡，我們何必思索這個主題呢？

原因在於，從人體組織取出礦物質來緩衝酸，應該是偶爾使用的後援系統，而不是得經常動用的緊急狀態。如果緩衝過程每天都發生，那麼我們消耗礦物質的速度會比補充速度快。這就會衍生問題。身體很能適應逆境，但那些適應方式在幫助我們時，有時也造成傷害。這個現象在本書提到不只一次。

我們體內含量最多的礦物質是鈣，主要位於骨骼與牙齒。細胞間的組織間液中含有鈉和鉀，肌肉則有鎂。

要是我們的身體變得太酸，負責緩衝的後援系統會從這些地方找尋礦物質。首先會使用鈣。如果我們運用這種豐富的礦物質來緩衝酸，那沒問題，尤其我們從正常飲食中攝取夠多的話，就不用擔心。

但如果緩衝變成持續抽取，鈣含量就可能耗盡。為了對抗過高的酸度，身體會產生更多鈣，這又是需要緩衝過程的另一個徵象。儘管身體做出有效率地回應，但久了之後就會成為壓力源。結果可想而知。

《英國營養學會學報》（*Proceedings of the Nutrition Society,*

*Great Britain*）曾刊登〈透過酸平衡調節骨細胞機能〉（Regulation of Bone Cell Function by Acid-Base Balance），作者尤爾根・福曼（Jürgen Vormann）與湯瑪斯・葛代克（Thomas Goedecke）指出，「二十世紀初以來，大家知道系統酸中毒會導致骨骼耗盡。」福曼與葛代克也寫道：「在過去，若不是重病患者，pH 值的調整被視為理所當然，而生命體所需的緩衝能力也被視為幾乎不會枯竭。但今天，緩衝儲備量逐漸降低，造成潛在的酸中毒，已演變為慢性疾病發展的關注焦點，如骨質疏鬆與類風溼疾病。」

　　換言之，我們消耗礦物質含量的程度，已經高到會讓自己生重病。

　　酸度過高不只會侵蝕骨骼。一項長期研究發現，年長者若吃酸性飲食，會比吃鹼性蔬食的人失去更多淨肌肉量。酸度就等於肌肉流失。我們需要這些淨肌肉組織，才能在年紀漸長時維持肌力與健康。

　　要是用盡作為緩衝的鈉與鉀，會導致細胞周圍的環境惡化。人體需要礦物質來完成其他重要機能，比如調整心跳、判斷身體的水量及發出電子訊號。如果把肌肉的鎂耗盡，就會抽筋，受傷的恢復時間也會更長。即使身體努力維持正常的 pH 值，傷害也已造成。今天若沒有充分的必需礦物質，很容易在未來罹患慢性疾病，導致身體衰弱。

　　酸中毒的症狀包括疲憊、缺乏精力與動機、情緒化、頭痛、

痙攣、消化不良、胃灼熱、髮膚乾燥、手腳冰冷等等。這類小毛病與常見疼痛，大家會默默忍受，以為無法解決。正常成人的生活都是如此，對吧？

不對！那些都不是小問題，也不是正常現象。很多人有相同的問題，並不表示這些問題是可接受的，更不是無法避免。這些都是體內環境過酸的徵象，可能表示我們正要陷入大災難。

但是，健康食品店的貨架上總有一大堆鈣補充品，超市也有許多鈣質「強化」食品，吃這些東西可以補充礦物質，對吧？

其實不行。這是個有趣的例子，說明為何營養補充品未必能如我們期待，帶來莫大助益。近期有一項研究，測量鈣補充品在骨質疏鬆症患者身上的儲存情況。檢測結果顯示，這些人吸收了部分鈣質，但不足以改變現況。這項研究發現，吃礦物質含量高的蔬菜，反而更能預防鈣質流失。我們不可能只吃垃圾食物，損害組織，之後吞個藥丸就覺得萬事如意。從全食物當中抽取一種礦物質，使其離開自然狀態，會產生新的問題。鈣補充品沒能挽救我們，反而讓我們得多代謝一種東西。

美國衛生及公共服務部下轄的預防服務工作小組，曾回顧現有研究並發表建議，反對停經後的婦女每天服用鈣補充品來預防骨折。《美國臨床營養學期刊》曾發表一篇研究，以三萬六千名停經後的婦女為對象，結果發現鈣補充品與尿路結石增加有關。

以吃全食物來取得必需營養素的智慧，再次得到科學證明。

和藥物治療不同的是，疾病預防是百分之百有效，且不會產生有害的副作用。

我們確實可以用一種食物，中和其他食物的效應。研究發現，三份鹼性食物可以中和一份會導致酸化作用的食物。正因如此，經驗法則告訴我們，餐盤上應該有四分之三的蔬菜，四分之一（最多）則是其他東西。若我們採行鹼性飲食，吃進肚子的東西就能確保身體系統以適當的方式運作。

身體不需要太多幫助就會調節酸鹼平衡。但我們也需要盡到自己的責任，協助維持略為偏鹼的體內環境，支持酸緩衝系統，避免耗盡我們需要在其他地方使用的礦物質。

我們做的每一件事都很重要。早上醒來時，尚未提供身體任何食物，就先來兩杯咖啡，這會導致身體在酸度中顛簸。接下來，我們每天都開車上高速公路，和同為通勤者的人推擠相爭，因此倍感壓力，進一步增加酸度。之後則是八、九個小時窩在辦公椅子上不動，在電腦前弓著身子，中午吃起司漢堡和含糖飲料（甚至是無糖的零卡版本），下班時又滿懷焦慮回到高速公路上，開車返家，而晚餐以更多動物性蛋白質，或是麵食與披薩中的精製穀物為主，或許還喝了一、兩杯酒放鬆，然後幸福地攤在沙發上。最後吃點藥，處理頭痛欲裂、高血脂、高血壓的問題，睡前再吃個安眠藥。

我們做了一件又一件增加體內酸性物質的事情。當然，我們

也吃了蘋果、沙拉、些許青花菜，和孩子玩投籃。但這樣足以支持緩衝作用嗎？你我都知道答案。

結果我們抽出更多的礦物質儲備量，卻沒能加以補充。我們強迫自己的腎臟與肝臟更努力工作一點，我們讓血管與組織泡在酸裡面，但這酸度已超出有益的範圍。

現在，想想這些現象發生了多少天、多少週、多少年……。

我們自己就能決定是要讓身體變酸、變得不健康，或是創造出身體需要的弱鹼性環境，成為強健又美麗的載具，帶領我們度過人生。

這是個完美的例子，說明醫療科學的文化如何辜負我們。瓦爾堡醫師是在多久前發現了酸度和癌症的關係？超過八十年前。這也不是什麼祕密，還幫他贏得諾貝爾獎！醫療科學早就知道沒有任何疾病、細菌或病毒可在鹼性環境中蓬勃生長，但不知怎地，科學家沒能向我們說明清楚。

無論如何，悔不當初並沒有意義。現在能做些什麼以維持健康的酸鹼平衡？

之前說過，身體可以自行完成這件事。但我們可以運用其他四大生命原力來協助。

我們討論過在儲存礦物質時，營養扮演的重要角色。通常，在緩衝過程中失去最多礦物質的人，需要最好的營養。當然，事實往往並非如此。這麼說吧，如果你堅持不良飲食，最好也吃點

優質飲食來彌補。如果你還是攝取咖啡因和酒精這兩種陰陽對立的人工刺激物，那麼也要吃很多生的綠葉蔬菜才行。

　　本書最後一部分會列出許多最能鹼化與酸化身體的食物，還有一串含有最多礦物質的食物列表。這是很好的起點，我們需要發揮創意來改變飲食，吃自己最愛的食物，不然何必吃呢？

　　運動會將許多好的氧氣帶進體內，也會強迫我們多喝水，有助於身體維持鹼性。最後，我們要盡力支援免疫系統，這樣至少可讓細胞遠離更多的垃圾，畢竟細胞已經有夠多廢物要處理了。

# 任務清單

* 吃富含礦物質的食物。遠離垃圾食物，才能維持弱鹼性的體內環境。身體知道如何維持適當的酸鹼平衡，但我們需要透過健康飲食加以協助。

* 每天多吃生食，烹煮會讓食物酸化。

* 設法排除（或至少縮減）每天的心理衝突。情感壓力會促使身體釋放可體松，也會引起其他壓力反應，導致組織酸化。多和能啟發你、讓你笑的人相處。生活中要盡量坦誠以對。

* 不光要注意食品標籤，還要留意洗髮精、沐浴乳與牙膏的成分。裡頭的工業化學物質、防腐劑及食品添加物，都會導致代謝性酸中毒。

# 10

# 關於蛋白質與脂肪的迷思

蛋白質是好東西。

它肩負著形成肌肉、器官與結締組織的重責大任,也會在需要時進行修補(也就是時時刻刻肩負任務)。蛋白質是代謝與消化所必需,還會形成抗體,讓我們不致因為周遭普遍存在的感染性細菌而危及性命。蛋白質還有助於產生能量,也在體表構成具有保護作用的皮膚、毛髮與指甲。

幸運的是,蛋白質很容易獲取,我們吃的食物幾乎都有蛋白質,包括肉類、魚類與蛋。我們也把這些食物視為主要的蛋白質來源。至於蔬菜、豆類、穀類、堅果與種子,也都能提供蛋白質,只是含量沒那麼多。

人體一旦攝取蛋白質,就會把它分解成小小的結構,成為我們可以使用的胺基酸。胺基酸一共有二十一種,人體可製造其中十二種,另外九種則必須完全仰賴外在來源,也就是食物。

人體需要蛋白質,這個狀態在過去十萬年來並無多少變化。

但營養和許多事情一樣，有其趨勢與流行。

現在就很時興蛋白質。

曾有一段時間，有人說若想保持健康，就要多吃碳水化合物，少吃點脂肪或蛋白質。後來，有人發現肥胖與其他代謝疾病暴增。於是專家重新思量，他們說，不不不，現在要少吃點碳水化合物，攝取很多蛋白質。

在某種程度上，這種作法尚稱可行。我們需要蛋白質，但有些人（尤其是女性與年長者）往往攝取不足。增加蛋白質、減少碳水化合物可讓人更能控制食欲；含有蛋白質的動物性食物，讓人很有飽足感。

不過，這是需要平衡的行為。如果缺少足夠的蛋白質，身體就無法適當運作。太多蛋白質，我們又得承擔其他風險，例如酸度過高，進而導致諸多危險情況，上一章已有說明。

我每天都看見有人提出的蛋白質建議攝取量已多到超出需求，對我們沒有益處。身體需要處理太多蛋白質。我們以為，吃這麼多蛋白質會讓自己生龍活虎，沒想到長期下來卻會帶來反效果，讓自己更不健康。

## 過多蛋白質的危害

氮是美妙的東西。我們需要氮來合成人體的蛋白質，形成組

織、DNA、酶、激素等重要部分。空氣中雖然含有氮，但我們並非在呼吸時透過肺部來吸收氮，而是在吃蛋白質時吸收。事實上，蛋白質是我們唯一的氮來源（蛋白質的其他成分是碳與氫）。

　　如果攝取太多蛋白質，氮就會超出需求。人體無法儲存，必須予以排除。胰臟會分泌酵素來分解氮，之後腎臟將之轉換為尿素，肝臟再把它變成氨，這樣工作就完成了。但這些物質就跟你聽到的一樣，對體內有腐蝕性。

　　過多蛋白質也會造成有毒酮類累積的危險，導致腎臟在把這些東西沖出體外的過程中承擔過多壓力。這個過程會消耗太多水，可能導致細胞缺水，引發更多第四章〈原力二：水〉所提到的問題。

　　《新英格蘭醫學期刊》刊登的一項研究指出，「習慣性攝取過多蛋白質，會對腎功能造成負面影響。」

　　我們代謝蛋白質時，會留下酸性灰分。這就是蛋白質導致人體組織酸化的原因，身體接著需要以礦物質來緩衝。一九九八年，《營養學期刊》（*Journal of Nutrition*）刊登一項研究，談到攝取肉類對骨骼健康的影響，發現「不同食物的蛋白質，潛在酸負荷量有極大差異，因此酸化效應也不同。酸灰蛋白質高的飲食，會導致過多的鈣質流失」。研究者指出，增加蔬果攝取量，就能減少酸與氨的產生，以及鈣質流失。他們的結論是：「從潛在腎臟酸負荷量高的食物中攝取過多蛋白質，反而會影響骨骼，

必須攝取鹼性食物或補給品來緩衝這個情況。」

　　蛋白質及其所含的氮皆為我們所需，但也可能傷害人體健康。令人驚訝的是，這種情況實在很常見。有些東西對我們有好處，甚至不可或缺，但攝取過多反而有害。因此取得平衡很重要。

　　大致而言，問題多出在動物性的蛋白質。蔬菜也有蛋白質，但你得吃下一卡車的羽衣甘藍，才會有攝取過多的問題。當我們談到蛋白質高到危險的程度，幾乎都是指肉、家禽、魚類、乳製品與蛋。可是問題不光是蛋白質本身，還有與蛋白質相伴的部分物質。

　　有人說，人類剛出現時就吃很多肉，這話聽起來很有道理。人類靠著吃肉而繁榮興盛、益發強壯；人類就是愛吃肉。現在又何必擔心呢？

## 吃太多肉的風險

　　若你留意過飲食趨勢與營養，就會知道「阿金飲食法」（Atkins program）鼓勵大家想吃多少肉就吃多少。後來出現一套「原始人飲食法」（Paleo），聲稱我們應該像穴居人那樣飲食，亦即攝取大量的動物性蛋白質。這個理論主張，舊石器時代的祖先就是那樣飲食；由於人體從那時至今幾乎沒什麼演化，我們天生就該那樣吃。

今天，大家都在吹噓自己吃了多少蛋白質，彷彿那是榮譽獎章。他們或許以為多吃點肉，會讓人變得更有力、更有獸性，和穴居人一樣。問題是，穴居人會打獵，將動物宰了、拖回家，之後才能開始食用。這可不簡單。當時不僅肉很稀少，**所有**食物都很稀少。人體是在那種環境下演化、適應與生存，和今天的世界大不相同。

別忘了，人類的祖先活到三十歲左右就算很長壽了。他們不會為了長久之後的人生而飲食，而是比較擔心能不能見到明天的太陽，因此有什麼就吃什麼。他們不可能開車到超市，在車上裝滿一堆鮮肉，或是開車到路邊的速食店快速補充蛋白質。今天的肉類相當豐富，我們想吃多少就吃多少。但是在舊石器時代，若從取得些許動物性蛋白質所耗費的力氣來看，動物性蛋白質非常昂貴。你必須付出努力，先燃燒熱量，才能得到熱量。如果今天得到一點肉，就把它全部吃光，何時才能再吃到肉根本不得而知，也沒有冰箱可以保存，讓你當宵夜或明天午餐。

一般在描繪國王的畫面中，國王會吃什麼？一大塊肉、一大根雞腿。蛋白質和權力財富畫上了等號。畫面中，他們從來不吃沙拉，甚至連蔬菜的影子都沒見到。沙拉是給兔子吃的吧？實情不是這樣。

美國《科學人》雜誌在二〇一二年刊登過〈人類的祖先幾乎皆為素食者〉（Human Ancestors Were Nearly All Vegetarians）這

篇文章。作者羅伯・唐恩（Rob Dunn）寫道：「我們該吃哪一種舊石器時代的飲食？一萬兩千年前的？十萬年前的？或是四千萬年前的那一種？若想回歸先祖時代的飲食，也就是人類主要腸胃功能尚在演化時所吃的食物，那麼你或許該吃水果、堅果與蔬菜，尤其是充滿真菌類的熱帶葉子。」

我不認為要維持健康就一定要吃全素，甚至連吃素都不必，但需要留意所攝取的動物性蛋白質。如果我們限制自己只吃少量，而且是不使用激素、無基因改造的有機草飼牛肉或豬肉，或是放養家禽，大概就沒什麼問題，一個月或可吃上幾次。不需要固定的排程，而是在身體需要時才吃。然而，這不是現代人的飲食狀況。

和肉類稀少的時代不同，如今有人一天攝取三次動物性蛋白質：早餐吃歐姆蛋捲、中午吃三明治、晚餐則以肉類為主要菜色。有人真的認為史前時代的男男女女、大人小孩是這樣吃的嗎？

我們從那些肉類與海鮮究竟獲得什麼？當然有必需胺基酸，還有鐵質、一些酵素、維生素 B、脂肪，以及飽足感。

攝取到的好東西就是這些。

但我們也吃下了許多不好的東西。不光是因為這麼多蛋白質導致酸度增加，更因為許多其他不良的物質。

農業出現之前，人類攝取的肉類和今天大不相同。過去，動物和人類一樣，找到什麼就吃什麼，全是天然且百分之百野生。

　　如今肉類供應量相當大，營養品質卻比以往都低，甚至不如現代牧場與加工過程出現之前。原本該在草地上生長的動物，在成本考量之下改以穀物飼養，使我們得到超乎需求的 Omega-6 脂肪酸，Omega-3 脂肪酸卻攝取不足。今天我們吃肉時也吃進了激素，那些激素是給動物吃的，目標是增加產量。我們因此吃進了莫名的廢物，也就是用來降低飼養成本的填料。我們還吃進注射到動物身上或添加在動物飲食中的抗生素，以確保牠們會長得更大，在屠宰前保持健康。我們吃了牠們飼料中的肥料、殺蟲劑與除草劑。我們吃的肉品來自牲口，但牠們的飼養環境相當骯髒可怕，一定有人因此被致命的大腸桿菌汙染波及。

　　或許最嚴重的是，我們都吃到動物飼料中的基因改造玉米或其他穀物。這些牲口不會活太久，不必承受基改食物帶來的潛在副作用，但是我們會。美國衛生與環境研究所的學者曾研究一百六十八隻以基改大豆與玉米飼養的豬，發現其胃部嚴重發炎的比例，為吃非基改飼料豬隻的二・六倍。

　　今天的肉品甚至和兩個世代以前截然不同。過去科學家認為，肉類包含的飽和脂肪是造成健康問題的主因。這無疑是膽固醇的主要來源，我們吃了動物性脂肪，血液就會明顯黏稠。

　　但我們現在知道，和脂肪一起出現的細菌才是問題根源。

　　吃肉之後的幾小時，血液裡會充滿內毒素（endotoxin，一種有毒物質），觸發免疫系統。那些動物性產品裡的物質，會使我

們身體的反應宛如受到外來入侵者的攻擊。現在專家相信，飽和脂肪會讓我們的腸壁有更多孔，導致先前討論過的腸漏症，讓原本應該位於腸道的消化細菌逃出去，到不該進入的血液中。

這些微生物很難對付。二〇一〇年，《英國營養學期刊》曾發表過一項研究，指出「攝食有脂肪的膳食，和人體短暫的低度系統發炎反應有關」，且這種毒素「能高度抵抗一般的烹飪時間與溫度、低 pH 值與蛋白酶處理（酵素代謝作用）」。換言之，這些微生物不易殺死，烹煮拿它們沒轍，連消化液與消化酶也無法中和。

我們的免疫系統會對動物性食品產生反應，但不是剛吃完就有反應，而是過了幾小時才發生。內毒素不只存在於紅肉這種常見的反派角色，研究者在雞肉、豬肉、乳製品與蛋也發現高量的內毒素。研究指出，野生肉的內毒素含量較低，但還是存在。

光是人體免疫系統對動物性食品的反應，就足以說明其中含有對人體不健康的物質。好，想想看大部分的人一生中吃了多少動物性食品：每天吃三次，日復一日，年復一年。別忘了，動物性食品不光是肉類，還包括蛋、乳酪與各種乳製品。每回用餐，眼前的每個餐盤就會觸發新一波發炎。就某個程度來說，這已是慢性疾病狀態。我們的免疫系統無法喘息，組織總是在發炎。這對身體來說是很嚴重的壓力，會引發更多負面狀況。我會在下一章談這一點。

　　這很可怕。今天的研究者不斷發現發炎與當今重大疾病之間有著更多關聯，包括癌症、心臟病、肥胖、代謝疾病、骨質疏鬆、帕金森氏症等退化疾病、多發性硬化症與肌肉萎縮症。我們是不是應該懷疑，蛋白質豐富的飲食正是這背後的重大成因？

　　腸漏症只是冰山一角。

　　二〇一〇年，《內科醫學年鑑》（Annals of Internal Medicine）有篇研究分析寫道：「以動物性來源為基礎的低碳水化合物飲食，和男性與女性總死亡率較高有關，而以蔬菜為基礎的低碳飲食，則和總死亡率與心血管疾病死亡率較低有關。」

　　肉類至少含有三種致癌物，其中一種稱為第一型類胰島素生長因子（IGF-1）。研究人員發現，這種激素會導致癌細胞生長，如同火上加油。另外兩種是異環胺與亞硝胺，這兩種是肉品在烹煮時產生的致癌物。研究人員探索肉品種類與烹煮方式如何影響異環胺含量時，發現油炸、全熟的肉含量最高，為三分熟的三・五倍。培根的含量也很高，接下來依序是豬肉、牛肉與雞肉。

　　《癌症流行病學期刊》（Journal of Cancer Epidemiology）的研究發現，植物性飲食研究對象的第一型類胰島素生長因子循環濃度，會比葷食者低。全素者比肉食者與一般非全素的素食者低了一三％。主導這項研究的娜歐蜜・艾倫（Naomi Allen）主張：「植物性飲食可能和癌症風險較低有關，原因是這種飲食中沒有那麼多第一型類胰島素生長因子。」

　　血氣方剛的男子喜歡到牛排館用餐，但研究顯示，若停止吃肉食，睪固酮的濃度會上升。近期還有一項針對潔淨飲食計畫進行的研究，參與這項飲食計畫的對象在二十一天內不碰肉與乳製品，結果男性的睪固酮濃度平均上升三○％。吃肉甚至可能導致肌肉流失。研究人員發現，富含蔬菜水果、蛋白質含量低的飲食，有助於年長者維持肌肉量。

　　我們要求消化系統處理的食物中，最有挑戰性的就是肉。要把另一物種的肌肉纖維分解成人體可運用的形態，是很辛苦的工作，代謝壓力很大。如果好好咀嚼，消化系統之後處理肉時會比較容易。不過，肉還是會比其他食物待在胃裡久一點。如果我們把肉和其他東西混合，比如蔬菜、麵包或穀物，情況又更糟了。這時消化能力從處理肉被轉移分散，因此肉留在消化道的時間更久，繼續腐爛（這表示，如果真要吃肉，也應該先吃完，再吃其他食物）。

　　吃肉和克隆氏症（Crohn's disease）、腸躁症，甚至泌尿道感染的風險提高有關。最新研究顯示，我們可能從家禽感染到病菌，即使並未吃下去。一項研究顯示，光是在料理或食用雞肉時，與雞肉共處一室，就可能被雞肉包含的有害細菌汙染，很可怕吧？肉也可能含有寄生蟲，許多疾病就是源自於寄生蟲。

　　問題不光在於我們吃的肉來自不健康的動物。皮尤慈善信託基金會（Pew Charitable Trusts）與約翰霍普金斯大學彭博公共衛生

學院合作，成立皮尤工業化農場動物生產委員會（Pew Commission on Industrial Farm Animal Production）。該會提出一份報告指出，濫用抗生素可能導致有抗藥性的細菌菌株產生，使動物與人類生病。在研究計畫中，一項由約翰霍普金斯大學宜居未來中心（Center for a Livable Future）進行的分析指出：「在此情況下所使用的許多藥物，和人類使用的並無二致。在食用性動物生產的脈絡下，抗菌劑的運用持續穩定增加，大幅超越人類的使用情形。在食用性動物身上使用非治療性的抗菌劑時，問題尤為嚴重，因為長期低劑量使用抗生素，會促使對抗菌劑有抗藥性的細菌菌株演化與繁殖。」

聽完這些你還有胃口嗎？那就是我們在吃肉時所吃進的東西，連去皮雞胸肉也是。沒錯，我們確實可以買到「乾淨」的肉，也就是在有機草原上放牧生長的動物，沒有使用激素、抗生素，或摻有雜物的飼料。但是那種乾淨的雞肉又貴又難找，多數人是無法取得的。這倒也不壞，能確保我們不會做得太過火。唯一的替代方案就是：自己養、自己殺、自己屠宰。

最後，肉也導致美國全國性的體重問題。《美國營養學會期刊》（Journal of the American Society for Nutrition）曾刊登一篇進行了八年的研究，是以歐洲十個國家、超過三十萬人為對象，發現每日攝取二百五十公克以傳統方式飼養的肉類，一年會增加將近四百五十公克的體重。主導這項計畫的研究者寫道：「這項結

果可以看出，對研究對象來說，肉的攝取量和成年人的體重增加呈現正相關。」

即使從人類學的觀點來看，人類是否為食肉者，仍令人起疑。威廉・羅伯茲（William C. Roberts）是《美國心臟病學期刊》的總編輯與貝勒大學（Baylor University）心血管研究中心的醫學主任，這所大學位在血氣方剛的德州。羅伯茲醫師說，從生理學來看，人類並非天生的食肉者。從腸道長度、需從外界取得維生素C，以及流汗的能力來觀察，都讓人類與草食性哺乳類的連結比肉食性哺乳類更密切。「我認為，證據相當清楚。」他說：「如果觀察肉食性與草食性動物的不同特色，就算不是天才，也看得出人類屬於哪一邊。」

我們的牙齒是平的（而不是尖銳的）、唾液含有代謝碳水化合物的澱粉酶；和肉食性動物不同的是，我們無法代謝尿酸；這在在表示我們更能適應植物性飲食，不是動物性飲食。植物為我們帶來的健康益處，以及動物性食物可能傷害我們的證據，都會讓我們更明白該如何選擇。

科學界可能要花幾年到數十載的時間，才能對長期吃動物性食物對人體造成的傷害下定論。我可不想等那麼久，畢竟我已看出跡象。我不再吃肉，因為不吃肉讓我覺得更舒暢，但在確定之前，得試試看如何在沒有肉的情況下生活。最重要的是，我們需要嘗試不同的食物，並以全新的方式去思考吃下肚的東西，否則

無法找到對自己有益的最佳作法。

## 多少蛋白質才安全？

怎麼做，才能避開潛在危害？

最明顯的答案，就是減少蛋白質。滿足需求即可，不要更多。可惜的是，究竟多少蛋白質對我們而言是健康的，各家說法莫衷一是。連知名營養學資訊來源的建議量，也會讓我們攝取過多。這個問題揮之不去。

有些專家建議，我們每天的熱量攝取中應有二五％到三〇％來自蛋白質。對多數人而言，要是天天這樣吃就太多了。你的需求可能起起落落，端視於活動量，或是你吃的其他食物。許多人不知道一項有趣的事實：人體其實每天會回收並重新利用大約一百到三百公克的蛋白質。這又證明我們是從缺乏蛋白質的世界中演化而來。科學家說，我們每天排出的蛋白質，大約只占每日攝取量的六％，其餘都還留在體內。我們能利用的蛋白質其實多得不自知。

我認為，每公斤體重大約吃〇・七公克蛋白質，也就是說，體重七十公斤的人每天大約應該攝取五十公克的蛋白質。

什麼東西含有五十公克的蛋白質？牛的上後腿肉約有三分之一為蛋白質，因此六盎司（約一百八十公克）的牛排相當於七十

公斤重的人一天所需的蛋白質。一顆蛋含有一二・五公克的蛋白質，所以四個就夠了，即使你沒能從其他食物中吃到任何蛋白質。兩塊四盎司（約一百二十公克）的去皮雞胸肉剛好接近五十公克蛋白質，兩罐鮪魚罐頭也是。

我們也可以從非葷食來源，滿足大部分的蛋白質需求：蔬菜、豆科植物、全穀類、堅果、種子，以及部分乳製品，如優格。

想像一下，某天我們吃了杏仁、鷹嘴豆泥、菠菜、糙米、羽衣甘藍、優格、豌豆、黑豆，還有南瓜子。三十公克的杏仁大約有六公克的蛋白質。九十公克的鷹嘴豆泥約有七・四公克蛋白質。九十公克菠菜大約有二・八公克。一杯羽衣甘藍則有二公克。一杯黑豆則是一四・五公克。一杯糙米有五公克。豌豆則是每杯有七・五公克的蛋白質。半杯南瓜子有六公克。再灑點營養豐富的藜麥；一杯煮熟的藜麥約有八公克蛋白質。

瞧，我們一天需要的五十公克蛋白質都有了，全都來自營養密度高、有益健康的全食物。這些食物還會帶來其他諸多好處，代謝壓力也很少。我們可列出一整套截然不同的食物清單，具有同樣分量的健康蛋白質，但沒有任何飽和脂肪，或其他在肉類、魚類與蛋等食物中存在、對人體無益的物質。

還有另一種計算蛋白質的辦法：一天應攝取的總熱量當中，約有一〇％到一五％應該來自蛋白質。如果一天攝取二千大卡，應該要有約二百到三百大卡為蛋白質。

　　我可以再列出一大堆公式，讓大家精準算出自己一天究竟該吃多少蛋白質。但我就問，你想要這麼麻煩嗎？若是如此，你得身兼數學家和營養學家，才能精準計算出需要吃進多少分量的蛋白質，以保持健康。你在規畫一餐時，得把送進肚子裡的所有東西秤重，還要查閱其營養價值。

　　誰想這樣過日子？幸好，只要大部分（甚至全部）蛋白質來源是植物性食物，就不必那麼麻煩。

　　植物性蛋白質有維生素、礦物質、酵素、植物營養素與其他有益的化學成分。即使蛋白質讓我們酸化，其他部分也能讓身體鹼化。這麼一來，我們獲得胺基酸時，不會以擾亂身體的平衡作為代價。以羽衣甘藍為例，這種蔬菜有五一％的蛋白質，幾乎和等量的牛排不相上下，而且還富含鈣質與其他礦物質，對人體的整體影響是正面的。

　　當然，一塊肉的密實度是比羽衣甘藍來得高。牛排約三十公克就會提供一百大卡，而羽衣甘藍卻要三百六十公克才會提供一百大卡熱量。因此你從蔬菜取得蛋白質時，需要大分量的食物。這對於擔心靠健康飲食過活會飢腸轆轆的人來說，應該是個好消息。一旦減少有害的食物，就能多吃一點。

　　聽到這裡，或許你會說：「等一下，羽衣甘藍不是**完整的**蛋白質！」你的意思是，羽衣甘藍沒有我們需要的九種必需胺基酸。這是很常見的誤解。事實上，羽衣甘藍**確實**含有九種必需胺

基酸，只是沒有肉那麼多。

　　的確，有些蔬菜無法完整提供我們需從食物中取得的九種胺基酸，但只要在飲食中納入各式各樣的植物性食物，盡量多吃各種蔬菜、堅果、種子與豆類，即可攝取到所有的必需胺基酸。若老是吃四種相同的蔬菜，又以相同的方式料理，是沒辦法滿足需求的。如果只用櫛瓜當配菜，或偶爾吃點萵苣和番茄沙拉也都沒用。你必須真心投入吃蔬菜，就算是蘿蔓萵苣也有蛋白質！

　　此外，植物性飲食有大量水分，是人體消化作用與諸多功能不可或缺的。肉類則很密實，會消耗水分，無法供給水分。

　　那我們的免疫系統呢？對植物性食物有什麼反應？事實上，蔬菜水果含有某些物質，對食用它們的生物（包括人類）而言是有毒的。之前討論過，植物具有毒素、刺激物與其他植物化學成分，以防掠食者吃太多。這是生存機制，任何有生命的東西都希望能活下去。有些蔬果如果攝取太多，的確會導致消化疾病。因此，我們要吃廣泛多樣的食物，以免攝取太多單一毒素。

　　不過，我們的細胞仍然認為蔬果有營養、對人體有益，且具備生物利用度。這就是人體表達偏好的方法。

　　在飲食中攝取各式各樣的蔬菜、豆類、堅果與種子，即可確保攝取到足夠的蛋白質。如今，體重過重已成為人們的頭號健康問題，但多吃蔬食的飲食規畫需要每天吃**很多**種食物。事實上，吃太少種食物會出現健康風險，而吃太多種反而不會。

　　我認為大家都該考慮少吃肉，甚至完全不吃。對許多人來說，這恐怕是天方夜譚。其實在不久以前，我仍天天吃肉，也健康得很。現在我比以往更努力健身，也更健康，但飲食中根本沒有動物性蛋白質。

　　我是個「肌肉男」，很努力舉重與鍛鍊身體，因此總會遇到人問：「如果不吃魚類和肉，如何獲得足夠的蛋白質？」很簡單。吃些豆類、堅果、菠菜、羽衣甘藍或藜麥，就能取得所需。在沙拉裡加點鷹嘴豆、藜麥或南瓜子，還能吃到大量其他的營養素，沒有吃肉造成的任何營養或代謝壓力。如果我感覺自己需要更多蛋白質，我不會僅僅尋找蛋白質，而是什麼都吃多一些。這樣就能取得需要的所有蛋白質，不必過於強求。吃健康的食物，其他的就交給身體處理。

　　牛排有三二％的蛋白質，菠菜則是三一％；牛排熱量密度高，菠菜則是營養密度高。哪一種聽起來是較好的選擇？

　　以下列出幾種常見食物每一百公克所含的蛋白質：

水煮蛋：十二‧五公克

烤杏仁：二十一公克

大麥克：十二公克

烤榛果：十五公克

烤丁骨牛排：二十四至二十七公克，視瘦肉的分量而定

花生醬：二十五公克

去皮雞胸肉：三十三公克

烤南瓜子：十八・五公克

糙米：二・五公克

熟藜麥：四・四公克（生藜麥為十四公克！）

酪梨：二公克

帶皮烤地瓜：二公克

黑豆：將近九公克

鷹嘴豆泥：八公克

生菠菜：二・八公克

小扁豆：九公克

豆腐：九公克

　　是不是比較有概念了？植物性食物是可以提供所有人體所需蛋白質與必需胺基酸的。希望你已看出來，事情並不像別人說得那麼難。

　　多年來，我聽許多人說過：「喔，我也曾嘗試吃素，但就是做不到。」我總想問：「你有多努力嘗試？」光是不吃肉，是無法讓你成為素食者，只會營養不良，除非你確實做到成為健康無肉者該做的所有事情。素食飲食當然可能演變成不健康、缺乏營養，而且很糟糕的飲食。很多人就是這樣，於是以為自己根本無

法採用無肉飲食。這實在很誇張。你吃著 Oreo 餅乾、洋芋片、義大利麵，喝葡萄汽水，竟然聲稱自己吃全素。但人體可是最佳的反饋機制。

我們不能光是不吃肉和魚類，就以為自己變成健康飲食者，而是要費點心力才行。比方說，購物時要買的東西不同了，準備飲食得多花點時間、力氣與心思。留意自己吃了什麼，確保能取得所有適當的營養素。蛋白質尤其如此。我們要確保自己能吃到各式各樣的綠葉蔬菜、豆類、種子，不能再把一大塊牛排扔進煎鍋，或是炒雞胸肉，加個馬鈴薯和一點點青花菜當配菜，就稱之為一餐。關於一餐該包含什麼的傳統觀念已經過時了。對於要把什麼東西送進口中，我們必須負起全部的責任，別再仰賴自動導航。花點時間養成習慣，之後就不會覺得麻煩，還會感到身體變得更健康。

這是工作。但好事本來就需要努力。


在一種飲食風潮讓我們攝取超出需求的蛋白質之際，另一股風潮又驅使我們害怕脂肪，彷彿脂肪是有害物質。其實不然。

多數食物都含有脂肪。脂肪、蛋白質與碳水化合物是三大基本營養素。脂肪也是每個細胞的關鍵部分，會提供人體無法自行形成、必須從食物中取得的必需脂肪酸。必需脂肪酸對於控制發炎、凝血作用與大腦發展很重要。人類大腦中，脂肪占了六

○％！如果缺乏脂肪，身體就無法吸收某些維生素。此外，脂肪也是能量來源。

我們不吃脂肪就無法生存，脂肪的重要性毋庸置疑。

或許我們混淆了營養上的脂肪和體脂肪。有一段時間，超市架上有許多食物（多半是不健康的，例如餅乾等加工食品）聲稱是「低脂」或「零脂肪」。我們以為這表示對人體有好處，有助於控制體重，實則恰恰相反。因為廠商拿掉脂肪之後，卻加入糖與其他沒有好處的成分。我們開始攝取大量的精製碳水化合物，像是麵包、麵食及任何以小麥製作的東西，導致我們產生胰島素抗性、三酸甘油脂增加，還有更多體脂肪。不健康的標準美國飲食之所以存在，部分原因是我們對脂肪有著不理性的恐懼。

過去有人說要避開某些脂肪，因為那些脂肪會讓膽固醇堵塞動脈，導致心血管疾病。如今，我們對脂肪與心臟健康的理解已經快速改變。科學家發現越來越多證據指出，脂肪不像我們過去以為的那麼危險。事實上，科學家還提醒我們，脂肪是健康飲食不可或缺的一部分。

最後還有一項事實：就相同重量而言，脂肪的熱量比蛋白質或碳水化合物要高。這或許就是最讓人害怕的原因。很容易看出，我們的觀念是怎麼被混淆的，無怪乎脂肪幾乎成為禁忌。

我們必須記住的第一件事：有些脂肪**是**壞的，會損害健康，無法提供好處。現在多數人都明白，反式脂肪與氫化脂肪是高度

加工、完全人造且不天然，在人體代謝過程中會造成傷害。這些和心臟病與糖尿病有關，因此應該視之為毒藥，盡量迴避。在加工食品的成分中，你會發現一大串這樣的東西，而在烹煮速食與其他廉價食物時，也常碰到這些成分。許多產品與連鎖餐廳，聲稱他們不再使用，但我懷疑這些東西會很快消失。

不過，問題不只是壞脂肪或好脂肪那麼簡單。

比方說，食物中包含的所有自然脂肪，可分成飽和脂肪與不飽和脂肪。這詞彙只對科學家有意義──這和脂肪中的碳分子是否與氫結合、達到飽和有關。不過，這和我們的目的無關。我們兩種脂肪都需要。

飽和脂肪通常是動物來源，例如肉、奶油、奶類、乳酪，但是椰子油與棕櫚油也含有飽和脂肪。我們需要飽和脂肪，供細胞膜、免疫系統與其他重要功能使用。不過，飽和脂肪總是被貼上大大的紅色警告標籤。科學家指出，飽和脂肪含有低密度脂蛋白（LDL），也就是一般所稱的「壞」膽固醇，會阻塞動脈，導致心臟病發。

因此，飽和脂肪也被視為是「不好」的脂肪。多年來，心臟專家說，我們應該攝取少量的飽和脂肪，不要超過每日熱量的五％，相當於兩大匙奶油。

但近年的研究已經開始質疑這種反飽和脂肪的信條。二〇一四年，《內科醫學年鑑》刊登一項大型資料分析，包含七十六

項研究及五十萬名研究對象。這項報告發現，較多飽和脂肪的人，罹患心臟病的比例並未高於攝取較少的人。而攝取看似比較健康、來自植物的不飽和脂肪（如橄欖油）者，罹患心臟病的比例也沒有比較低。

可以想見，這項分析在科學家與心臟學家之間引起譁然，挑戰過去關於脂肪與心臟健康堅若磐石的想法。如果壞膽固醇不完全來自飽和脂肪，究竟來自何處？現在大家知道，糖與精製碳水化合物可能是元凶。真是大翻盤。

所以呢？我相信，我們每天的熱量應有一〇％到一五％來自飽和脂肪。如果要從動物來源取得，也必須是乾淨的，沒有先前談到的有害物質。肉類應該採用草飼，過程中不使用殺蟲劑、抗生素或激素。肉類不該來自工廠化的飼養場，牲口應以人道方式飼養與屠宰。對我們來說，這樣的肉品也比較安全。如果我們不吃肉，也可以從全食物來源中攝取飽和脂肪，例如草飼牛所生產的有機生奶油，以及有機椰子油。

在過去，專家試著引導我們使用植物來源的不飽和脂肪，並告訴我們，這是健康的脂肪，能產生高密度脂蛋白，也就是好的膽固醇。這些脂肪被區分為單一不飽和脂肪或多元不飽和脂肪，對我們來說，這種區別也不算太重要。重要的是，我們能取得新鮮脂肪，如果脂肪餿腐，就會產生有害的自由基，人體還得費力處理。脂肪應該潔淨、經過良好檢驗、適當包裝，並好好保存，

以策安全。

　　良好的單一不飽和脂肪包括堅果、堅果油（比如來自杏仁、夏威夷豆與腰果等油脂）、橄欖油、酪梨、亞麻籽、芝麻或芝麻油。只要攝取健康的飲食，就能從這些食物中獲得足量脂肪。

　　多元不飽和脂肪包括我們的必需脂肪酸來源。「必需」表示我們需要，但人體無法生成這些脂肪，得從食物中取得來合成。

　　這又引導我們看到另一項脂肪的差異：Omega-3 與 Omega-6 必需脂肪酸。我們兩種都需要，所以稱之為「必需」脂肪酸。這兩種脂肪酸是人體中最具生物活性的養分，要記得的是，這兩種必需脂肪酸要維持適當的比例。

　　多數人已取得大量的 Omega-6 必需脂肪酸，來源包括穀類、蔬菜油、家禽與蛋等食物。這在加工食品中有很多，尤其是使用大豆油與棕櫚油的產品。穀飼而非草飼的動物也含有大量 Omega-6 脂肪——又多了一個肉類務必適量攝取的理由。

　　同時，大部分的人並未攝取足夠的 Omega-3；魚類、胡桃、藻類、亞麻籽、奇亞籽與綠色植物中都有這種營養素。Omega-6 與 Omega-3 的適當比例應為二比一。證據顯示，史前人類靠著一比一的攝取比例而蓬勃發展，但今天大部分人的攝取比例則是介於十比一到二十五比一。

　　最重要的 Omega-3 脂肪酸會以縮寫表示：EPA 與 DHA（完整的化學名稱大概太長了）。這兩種脂肪酸對大腦運作尤為關

鍵，也對心臟和關節健康很有幫助。雖然我們能從冷水魚類獲得這些養分，例如鯖魚、鯡魚與鰻魚，但恐怕仍攝取不足，一定需要補充。

魚油膠囊很實用，因為魚已經把脂肪轉換成人體可使用的形式。但魚油的問題就和魚本身一樣，深受汞、重金屬、多氯聯苯、輻射與其他毒素汙染，這都是人類汙染河流與海洋所造成的。因此若要吃魚肉，務必謹慎。正因如此，植物來源的 Omega-3 或許才是可行之道。

此外，我們該遵守一再討論的智慧守則：吃各式各樣的全食物，並確保這些食物新鮮乾淨，來源是可信賴的。這樣做，就可以取得我們所需的營養。

# 任務清單

\* 每天來自蛋白質的熱量不要超過一五％。我們可以從植物取得所需的蛋白質及必需胺基酸。植物來源比較健康的原因相當多，主要是今天動物性蛋白質有許多不健康的隱憂。蔬菜與豆類除了含有蛋白質，還有許多健康的養分與抗氧化物。

\* 如果想從動物性食物獲得蛋白質，有機的自由放養雞蛋是最健康的來源。若要吃肉，一定要是小分量的放牧、非基因改造、有機草飼的肉品（包括牛肉、豬肉與羊肉），且不會和工廠化農場一樣採用激素與抗生素。魚類只吃野生魚，分量不用多。

\* 食用能提供良好植物性脂肪的沙拉，有堅果或種子，或至少搭配以少許油製作的淋醬。如果沒有脂肪，某些養分人體會無法吸收。科學家現在也同意，奶油也可以是健康的脂肪來源，只要是來自食用有機飼料的放養牛隻。

\* 遠離反式脂肪與任何標示著「部分氫化」的東西；我相信遲早所有食品都會禁止加入這種原料。

\* 減少攝取 Omega-6 必需脂肪酸，這種養分很常出現在動物性食品、加工食品、垃圾食物、棕櫚油與芥花油中。記得在飲食中增加有益健康的 Omega-3 脂肪。

# 11

# 營養壓力

第二章〈原力一：營養〉曾談過，為細胞提供所需很重要。同時，也得留意細胞不需要什麼。若是提供細胞**不需要**的東西，可能會導致細胞無法正常運作。傷害細胞，也就是傷害自己。

換言之，細胞也和大家一樣，會承受壓力。

細胞不需要什麼？我們知道細胞需要水、電解質、氧、脂肪、胺基酸，以及所有讓我們好好活著的養分。從定義來看，任何不在這範圍內的，就是細胞不需要的東西。細胞會認為那些東西是外來入侵者，是一種威脅。

我說的就是會傷害細胞的食物。那些食物透過改造與加工，變得和營養素恰好相反，成了「反營養物質」。這是顛覆世界的例子，很瘋狂吧！

時至今日，反營養物質卻是最常見的東西。走一趟超市、速食店或汽水販賣機看看。許多原料起初是有營養的，譬如水果、水、堅果、蔬菜，但經過加工之後，就變成很不一樣的東西。這

些東西可以吃，算得上是食物，但不是有意義的食物。這種食物無法維持我們的生命、支持人體，提供燃料讓身體運作或帶來健康。相反地，這些是有害的物質，例如防腐劑、添加物、化學色素與調味劑。

我們還是稱之為食物，但那就是標籤，而不是描述。

不過，這阻止不了我們吃這類食物。通常我們談到飲食障礙症時，指的是厭食症與暴食症，受此影響的人數比例很低。但我們身邊卻有許多人有嚴重的飲食障礙症狀，他們並不健康。

**飲食障礙症**的定義之一，就是在知情的情況下，攝取某些會傷害我們、縮短壽命的東西。這是我們天天見證的行為。大型連鎖餐廳的電視廣告，莫不是在定期推銷「食物」，但我們都知道，這種食物與其說是提供生命燃料，不如說會危害生命。我們甚至沒注意到這些事，使其成為日常的一部分，而**這就是**飲食障礙。我們付錢給企業，讓他們買下非常好的水，摻雜進精製糖與其他有害的甜味劑、色素、化學調味劑，以及會酸化的人工氣泡，我們再買來喝。**這就是**飲食失調。

要怪就怪我們糟糕的飲食文化吧，竟然讓這種事變得稀鬆平常。很久很久以前，我們曾經只有一種飲食文化，那時大家對於什麼是好的一餐，秉持著相去無幾的想法；對於該怎麼料理食物、在哪裡吃、和誰一起吃，都有所共識。如今我們則有兩種飲食文化：好的飲食文化，以及壞的飲食文化。

我上回打開電視，看見一則餐廳廣告，畫面上是煎餅淋著奶油、奶油上有罐頭水果，而水果上又淋有糖漿。接下來，馬上是另一則廣告：連鎖癌症中心。不好的飲食文化儼然成為生活中的一部分，因此沒有人察覺到，第一則廣告中的產品創造出第二則廣告的服務需求，簡直是一條龍服務。這太瘋狂了！

同時，我們明明知道某些東西吃了會生病與早死，還是繼續吃，甚至讓孩子吃。真是**名符其實**的飲食障礙。

## 營養壓力從何而來？

布蘭登·布瑞茲（Brendan Brazier）是《Vega 鹼回健康：透過植物性完全營養，獲取健康的最佳指南》（*Thrive*）的作者。他在書中提到，所謂營養壓力「是食物產生的，因其含有不健康的成分」。

先從最明顯的東西開始談起。

精製糖。沒有比精製糖更清楚的例子。

糖是毒藥，對身體絕對有毒性。《韋氏辭典》對毒藥的定義是「一種物質，透過化學作用，通常會殺死或傷害生物體，或使之機能不全」。

糖就是這樣。

我們確實需要糖，但很容易從蔬果與乳製品獲得。我們需要

葡萄糖作為能量來源，而蔬果與乳製品中已有豐富的糖，可以滿足我們的需求。壞的東西則是營養學家說的「額外糖」，意指精製糖及其邪惡的近親，包括高果糖玉米糖漿。從細胞來看，這是百分之百不需要的。

羅伯特・魯斯提（Robert Lustig）醫師是小兒荷爾蒙失調的專科醫師，也是兒童肥胖專家，任職於加州大學舊金山分校醫學院。他比誰都努力警告大家要留意糖的危害。他寫道：「額外添加的甜味劑對健康造成的危害很大，因此像控管酒精一樣控管糖，是合理之舉。」他說，糖的危害不只是讓人發胖。「那和熱量無關，問題在於，糖本身就是毒。」

糖的攝取與癌症、心臟病、高血壓、中風、糖尿病、代謝症候群、憂鬱症有關，當然肥胖也脫不了關係。糖會加重肝臟負擔，因為肝臟必須處理糖（把糖變成體脂肪）。如果吃太多糖，肝臟也會有太多脂肪，損及處理其他工作的能力，例如排毒。在第九章〈原力四：鹼性食物〉曾談過，糖會酸化人體組織，造成疾病，讓胰島素急速分泌，產生使胰腺負擔過大的危害，也會促使血清素過度輸出。血清素是會讓人覺得愉快的腦部化學物質，這或許能解釋為何我們這麼喜歡糖，因為吃糖會讓我們覺得開心。但是吃太多，我們就會崩潰，導致腦部疲勞，想吃更多糖。

高果糖玉米糖漿隨處可見，從巧克力棒到切片麵包裡都有，然其造成的危害不光是肥胖而已。杜克大學醫學中心研究了超過

四百名成人的群體，發現在攝取含有高果糖玉米糖漿的產品時，將近八〇％的人出現不正常的肝臟活動。研究主持者表示：「我們發現，高果糖玉米糖漿的攝取量增加，和非酒精性脂肪肝病患的肝臟疤痕有關，也就是肝纖維化。」想想看，高達三〇％的美國人有非酒精性脂肪肝，可見高果糖玉米糖漿造成的公衛問題相當嚴重。

從全身來看，糖會導致全身的系統波動，增加壓力，促使荷爾蒙可體松釋放。如果可體松釋放的量少，對我們是有幫助的，但長久接觸則可能造成傷害，等同於長期處於壓力下。一旦我們把糖變成日常飲食中的一部分，就會變成這樣。慢性壓力等於慢性發炎，也就是時時刻刻都在生病。糖就是這麼回事。

可體松濃度過高會造成高血壓，壓抑甲狀腺功能，增加腹部脂肪的儲存，減損免疫力，啟發致命的惡性循環：免疫系統受損，導致疾病風險增加；疾病又損害營養狀態；而營養狀態不佳，又會進一步損害免疫系統。可體松長期過高，可能讓人愛吃糖、鹽與脂肪。當我們滿足這些飢渴時，就會讓營養壓力更嚴重，啟動另一輪惡性循環。

糖（或蔗糖）起初是植物（甘蔗是高莖禾草的一種），不過已除去纖維、蛋白質、維生素、礦物質、脂質與抗氧化物。蔗糖原本是複雜結構的一部分，現在則是離析出來並結晶化，變成單純的甜。是純純的毒藥。

此外，我們從糖得到越多熱量，就越難從健康食品獲得熱量，於是損害加倍。

最糟的是，今天要躲開糖可不容易。食物廠商設法在所有的東西裡加糖，即使根本不必放糖的地方也要添加。這些企業知道如何利用我們的糖癮來牟利。健康專家要我們避開加工食品，這是一大原因。

好，我們知道糖對我們不利的訊息了。接下來該怎麼做？設法找出生活方式，不讓所有食物都那麼甜？可惜的是，我們未必做得到。我們經常只是以甜味的化學物質來取代糖。以無糖汽水為例，大家會喝無糖汽水，以為是比較健康的選擇。但他們錯了。一方面，無糖飲料仍鼓勵我們持續尋找甜味，難免讓我們回到糖的懷抱。事實上，有一項研究發現，人體嘗到甜味卻無熱量相伴時，會覺得受到欺騙，反而驅使我們喝更多，希望攝取真正的糖帶來的高熱量。

喝含有人工甜味劑的東西，就是在攝取有毒物質。最常見的人工甜味劑是阿斯巴甜。研究顯示，阿斯巴甜會改變心智，科學家稱之為興奮性毒素（excitotoxin）。研究人員在實驗室測試小鼠時，發現阿斯巴甜會造成腦部損害。聽起來不像是健康的選擇吧？我們的細胞不認為那是食物或者可利用的東西，遂把它視為有敵意的入侵者，必須予以過濾、中和並排出，於是腎與肝臟又有更多的工作要做。如果肝腎已經過勞，這些毒素就會儲存在我

們的脂肪組織中。待脂肪細胞死亡，毒素依然存在。

　　想想看，我們在吃包裝食品或加工製品時，會攝取到色素、調味劑、防腐劑等不屬於食品的原料，這種情況日復一日，年復一年，沒完沒了地發生。那些虛假的東西，讓我們的身體更顯得不健康。再想想還有一般農產品的殺蟲劑、除草劑、殺菌劑與殺幼蟲藥，以及畜產品的激素與抗生素，以及從塑膠與金屬容器滲透到食物中的石化產品等有害物質。我們天天都在身體系統中增加一點毒藥。我們吃的東西，其實會讓自己的營養狀況更糟，和理當發揮的功能反其道而行，甚至抵銷健康飲食帶來的益處。

　　**這就是**營養壓力。

　　想像一下我們不喝汽水，而是剖開一個椰子，喝裡頭的椰子水。人體認得每一滴的椰子水，因為它全是養分、全是好東西。喝下去，讓身體獲得益處。不僅如此，還非常好喝。

　　當然，我們無法時時遇到販賣椰子的自動販賣機，便利商店也沒有哪座冰箱裝滿椰子。要喝到椰子水，比喝無糖飲料要多費點力氣。

　　所以最好多喝水，離糖遠一點。

## 麵包是輸糖系統

　　還有另一個明顯的營養壓力主要來源，幾乎和糖一樣糟：加

工穀類。這些穀類（主要是小麥）已去除纖維與曾含有的營養。這或許沒什麼好說，畢竟全穀粒也不具有太多人體需要的養分。從其他植物性食物來源，反而能吃到更豐富的養分。

即使在自然狀態下，有些全穀類也有自我保護的物質，例如植酸或酶抑制劑，導致任何吃了穀類的動物出現消化問題，包括人類。這些穀類若經過處理，就可以中和反營養物質，像是先浸泡、使之發芽或發酵。有些食品製造者已開始採取這些步驟，這樣食用全穀物會比較安全。

然而，一旦穀類經過精製，就會變成和糖差不多的東西。我們的身體會很快把它轉換成葡萄糖，正因如此，用小麥麵粉做成的任何東西都有很高的升糖指數。這和糖一樣，會導致胰島素飆高，意味著也會促成胰島素抗性、酸血症、胰臟疲憊及代謝症候群。麩質裡的蛋白質會引發腸漏症、乳糜瀉，也是造成消化系統其他壓力的主因。

穀物的優勢在於生產過程便宜。如果要選擇吃精製加工麵粉做成的食物，或者選擇餓死，當然要選擇吃麵粉。否則的話，還是遠離它為妙。

麵包、麵食、披薩、餅乾與穀片，真的對人體健康那麼糟嗎？大衛・路德維希（David Ludwig）醫師是波士頓兒童醫院紐巴倫基金會肥胖預防中心（New Balance Foundation Obesity Prevention Center at Children's Hospital Boston）的主任。他說：「精製碳水

化合物（包括精製穀類產品），是今天美國飲食中最具危害性影響的東西。」我覺得聽起來不妙。

不過，我們還是喜歡吃白麵粉製作的小圓麵包或切片麵包，用這些來搭配其他食物。吃這些東西太方便了，整個速食王國就是靠著麵包建立的。然而，吃這些東西就表示我們不斷吃進一大堆糖，還混合著不健康的脂肪與過多蛋白質。看看你平常吃的麵包成分。你大概會發現糖、高果糖玉米糖漿，或許還有老派的玉米糖漿，總共三種糖，加上無用的精製小麥麵粉。

這不是麵包，而是糖的運輸系統。麵食也一樣。

精製糖與精製穀物是營養壓力的主要來源，也是標準美式飲食的一大錯誤。只要從食物中排除這些東西，健康會立刻出現大幅改善。

## 其他來源

現在多數人大概都讀過，高鹽分攝取和高血脂之間應有關聯。但是別忘了，加工食品中的精製鹽，和未精製、含有電解質的晶鹽（例如喜馬拉雅鹽）並不相同。我們需要鹽才能生存。和過去聽到的不同，鹽本身不會導致高血壓，但吃下太多鹽又沒有攝取足夠的水或鉀，就可能造成高血壓。

解決之道並非完全不碰鹽。只要確定鹽的來源是未精製的晶

鹽即可，還要搭配足夠的水分，並從全食物中得到充分的鉀。別忘了，鹽也是食物，品質有好有壞。我們要盡量吃天然、未經加工處理的鹽。再說一次，如果能仰賴全食物與水，就得以維持健康與均衡。

過多蛋白質會造成營養壓力。本書在其他地方提過這一點，我知道我講了不只一次，但重要的話就是得多說幾遍。我們一天只需要一五％的熱量來自蛋白質。蛋白質本身可能造成問題，如果來自動物，則會伴隨更多營養壓力，如有害的細菌、激素、化學物質。餵食那些可憐動物不良的飼料，也會成為膳食的一部分，只是看不到而已。

另一個看不見的營養壓力來源，是基因改造食物。歐洲人比美國人更早體會到，在實驗室改造過 DNA 的種子與植物會帶來威脅。雅典大學醫學院的科學家曾經發表文章提到，「關於基因改造食物，多數研究指出可能會造成某些常見的毒性反應，影響到肝、胰、腎或生殖系統，也可能改變血液、生化與免疫系統的參數」。

今天，基改食物是激烈的戰場。飲食運動人士極力要求企業，凡使用基改生物的產品都必須加以標示。但這些公司出於明顯的理由，會對抗任何要求他們說出我們究竟吃了什麼的法規。

你是老菸槍或吸大麻嗎？是否服用處方用藥？早上喝咖啡、夜裡喝酒？我們攝取的東西都會造成身體壓力。攝取越多化學物

質，就越需要良好的營養素來對抗這些壞處。其實你早就知道這些問題，我只是督促你一下，請你更誠實地面對。

　　想想這件事：美國聯邦疾病管制局的研究指出，六十五歲之前就去世的人當中，有五三％「和生活方式有直接關聯」。

　　我想，偶爾和朋友在一起吃碗洋芋片、喝一瓶好酒，或許搭一塊牛排都還好。美好快樂的時光確實能讓我們獲益良多，但如果每天或每個星期都這樣呢？恐怕就不是好事了。

## 營養壓力的後果

　　如果有新的東西進入血液、抵達所有的細胞，身體就得思索該如何回應。如果當中有不認得的化學物質，身體會立刻反應，抗體與抗原會被觸發，細胞氧化便發生了。如果吃百分之百的真食物會如何？身體看到生的羽衣甘藍菜苗會說：「我認得！我知道該怎麼處理。」這時沒有任何東西需要緩衝或中和，因此整體來說，消化與代謝所需的能量較少，壓力較小。

　　當然，沒有人能光靠生的羽衣甘藍菜苗過日子，不過吃越多那樣的食物，體內的壓力也會越少。吃水果的健康益處，遠遠超過吃家樂氏香果圈。

　　今天，我們比以前製造出更多會產生反應的分子。不過，氧化反應與能挽救生命的抗氧化物生成，是我們在代謝食物時很自

然的一部分。吃自然的全食物，可讓這兩種力量保持平衡。若吃糟糕的食物，就得不到我們需要的抗氧化物。也因為問題飲食的不良營養，我們比以往更需要這些自然的全食物。但現實情況恰好相反，我們用盡身上擁有的抗氧化物，導致自由基的沟湧浪潮席捲全身。

每當我們吃進算不上是食物的東西時，身體就會感受壓力。但我們夠強壯，可適應任何狀況一段時間。從某方面來看，如果實際情況不是如此，我們或許會過得比較好。要是身體立刻反抗，我們就得開始吃得健康一點。但身體是忠誠的軍人，會承受我們施予的任何虐待並持續前進，彷彿沒有什麼不對勁。

之後有天早上我們醒來說，喔不，我怎麼會罹患心臟病，或是癌症？答案很明顯，無論我們是否樂見。是我們的基因嗎？不，或許不是，而是多年來吃喝進肚裡無益健康的食品。或許我們以為自己會習慣，但其實不會，只是撑了一段時間。不良飲食會對身體起作用，但我們無法估算。

我們需要養成隨時提問的習慣：這食物乾淨嗎？有殺蟲劑、除草劑或其他工業性化學物質嗎？是使用基因改造生物製造的嗎？是在廚房或在工廠製成的？你是不是只認得少數幾種使用的材料，剩下的就是一長串陌生成分，包括添加劑、調味料、防腐劑、色素、聽起來奇怪的化學物質，都是我們不該吃的東西？身體需要消化與代謝每一種成分，不光是營養素而已。

　　會觸發營養壓力的東西名單之長，幾乎永無止境。我們承受的壓力大都不是來自情感或心理層面，而是不健康的飲食，也就是壞習慣。有項原則務必謹記在心：任何人體不認為是食物的東西，就會變成人體系統的壓力。提到飲食，所有的選擇都很重要。想要降低生活壓力，並且增加更多正面效應嗎？請多吃植物性的全食物！

　　有些人認為，超值的速食餐點比有機蔬果沙拉划算，但或許有一天，超值餐點會成為你人生中代價最昂貴的東西。

# 任務清單

* 丟掉兩種最常見、最有害的營養壓力來源：額外添加的糖與精製穀物。做到這一點，你會立刻在去除飲食傷害的過程邁出一大步。

* 別用人工甜味劑來取代糖。這些化學物質會混淆我們的代謝，讓我們不適當地儲存脂肪，也會毒害大腦與其他器官。可善用天然濃縮的甜味劑，例如甜菊、羅漢果、椰子花糖或椰棗。

* 避免吃任何細胞不需要的東西，這樣身體才能健康運作。這通常是指加工食品，因其含有大自然中找不到的物質，人體並不真的需要。堅守只吃植物性全食物的原則。

* 吃未精製的鹽。喜馬拉雅鹽比一般超市品項要貴一點點，也比較難找，但值得花點力氣。精製鹽指的是零食與其他垃圾食物中使用的鹽，為營養壓力的另一來源。別忘了，未精製鹽充滿人體所需的電解質，是細胞的食物！

* 避開在種植時使用殺蟲劑、除草劑與基改成分的蔬果。就算我們試著吃得更健康，仍可能吃到不好的東西。如果自己種植食物，或從可信賴的農夫市集購買，並在自家烹煮，就能完全掌控進入身體的東西。

# 12

# 原力五：排毒

我們都曾在新聞畫面中，看過某些城市清潔隊員罷工的情景。

起初，裝著垃圾的塑膠袋會排放在人行道邊緣，之後堆成小山，甚至塌下來，迫使行人走在排水溝上。塑膠袋破了，裡頭的東西掉出，阻礙人行道，搞得到處都很噁心。之後，各式各樣的蟲子與害蟲開始大啖垃圾，傳播髒汙與疾病。垃圾山越堆越高、越長越大，終於沒有人能繞過去。這時，那氣味已相當嚇人，空氣中出現許多詭異的東西。什麼東西都被埋在垃圾、病菌與臭味之下。這裡的環境已不適合人居。城市生病了。

如果我們的排毒系統罷工，體內就會發生類似的情況，有如惡夢。雖然排毒跟把營養素、氧氣或水等好東西放進體內無關，但依然和其他生命原力一樣重要。

今天大家說到排毒時，通常是指清除壞習慣所留下的東西（例如酒精、香菸或娛樂性藥物），以及體內累積的人造毒物（例

如汙染與工業化學物質），但身體知道有不少東西得扔出去。排毒系統就負責做這件事，把垃圾送出，包括自然產生與人為製造的所有垃圾。

例如，每當我們吸氣時，是要從空氣中提取氧，剩下的是殘餘物，包括汽車廢氣。因此我們會呼氣，吐出碳、氮與其他會毒害我們的廢氣與毒素。從出生到死亡的每次呼氣，都是排毒系統在運作，而肺就在這過程中扮演要角。

皮膚是我們對抗外來威脅的第一道防線，負責阻擋細菌與毒物。汗水的主要工作是控制體溫，但也是排毒系統的一部分，把尿素、過多的鹽及其他礦物質透過毛孔送到體外。汗水也會帶走皮膚上累積的細菌與病毒。

淋巴系統會把白血球及胸腺、骨髓產生的其他免疫系統細胞送到全身，之後把毒素與致癌物送回淋巴結，在此過濾並摧毀。

不過排毒系統的主要大將是肝與腎，這兩個器官要處理的事情很多。

我們吃東西，可能吃得很好、很健康。身體會把食物分解為成千上萬的成分，然後判斷要吸收哪些、送到哪裡。這又是在體內不斷發生的另一項奇蹟。我們能在細胞層次馬上辨識出哪些可使用、哪些不能，再把一切送到屬於它們的地方。

但食物中也有許多東西是我們無法吸收的，必須被送進垃圾堆。即使是有益健康、帶有正能量的蔬果也含有毒素。植物運用

這些毒素來阻擋像我們這樣的生物掠食，以免被吃掉太多。舉例來說，咖啡因就是天然殺蟲劑，如果把研磨咖啡粉和泥土混合，大部分的動物會離開。這些天然毒素和人造的一樣有力。譬如有類植物演化出一種化學物質，功用就像蟲子的避孕藥。

氰化氫在蘋果、李子與桃子裡都存在，含量很高時，會損害我們運用氧氣的能力。十字花科的蔬菜有甲狀腺腫促發素，會干擾甲狀腺功能。美國食品藥物管理局不會控管這些天然毒素，我們得自己掌控。

飲食中有用的部分會進入血液，之後再進入細胞，但旅程尚未結束。養分進入細胞，在此產生能量。但所有的能量也會產生廢物，好比燃燒煤炭或石油時，會產生煙霧與灰燼。細胞必須把內部的殘餘物移除，才能適當運作。想想看，我們有超過七十兆個細胞，會產生許多垃圾，等於得持續清空七十兆個垃圾桶。這些殘餘物會通過細胞膜，送到腎臟與肝臟。廢物過濾後再送到膀胱與結腸，之後毒素就被送走（經過大自然再生，又會重新進入我們的身體，但那是另一回事了）。

老舊的細胞會凋亡，挪出空間給我們不斷創造出嶄新的細胞。死亡的細胞必須送出人體。每十年左右，我們的細胞會全部汰換，有些細胞再生的速度更快。腸胃道細胞存在不到一個星期，皮膚則是兩個星期左右重新生長一次，我們每年都會長出新的肝臟。

重建的工作很多。大量老舊細胞要替換，DNA 有許多複製工作，過程中有時還會發生突變。DNA 承受越多的壓力，不健康的突變就越有機會發生，例如導致癌症的突變。有鑑於此，我們必須將免疫系統保持在良好狀態。

我們還得扔掉許多其他的東西，包括細菌、病毒，還有一長串自然產生的代謝廢物，以免妨礙諸多身體系統的運作。這些東西都要丟棄。

體內有這麼多製造活動與轉變，出現大量的清理工作是很自然的。因此我們體內有持續進出的流動，內容隨時在變。

如果我們必須處理的是良好的食物、空氣與水所產生的廢物，那麼健康狀況會不錯。如果我們的飲食健康，食用許多蔬果，而且健康飲食中富含的自然氧、維生素、礦物質、植物營養素與抗氧化物都能支持排毒過程，減緩端粒流失（也就是我們 DNA 中的老化指標），整體的發炎程度也能受到控制。

不過，現實並非如此！

我們體內還有其他情況在發生，而且不是什麼好事。

例如自由基。這些原子或分子含有奇數個電子，表示它需要從另一個原子裡偷一個電子，才能讓自己穩定。如果自由基累積並產生氧化壓力，就會造成細胞突變，可能致癌。自由基也會讓我們身體變弱，因為它會抹除細胞激素，也就是免疫系統用來溝通與統整作用的路徑。我們的身體就是靠著細胞激素，知道要把

細胞送到何處，對抗入侵者。如果破壞那些路徑，會損害免疫系統的反應能力。

　　現代的諸多病痛背後都跟自由基有關，例如心臟病、癌症、自體免疫系統失調、關節炎、阿茲海默症、帕金森氏症、囊腫性纖維化等等。

　　自由基有時是在正常的代謝過程中產生，其他時候則是環境毒素所造成。就連激烈運動形成的氧化壓力，也會增加自由基的數量。在分解營養素時，需要一定數量的自由基，但如果數量過多，人體就會就面臨失衡。

　　人體天生連自由基也能處理，前提是排毒系統不要過度操勞。

　　今天會造成額外威脅的，是我們吸收的另一種非自然物。之前提過的壞習慣如酒精與藥物，加上重金屬、石化物質、汽車廢氣、殺蟲劑、除草劑、各式各樣的無機汙染物，這些廢物在我們體內徘徊不去。這些外來物質如果沒被驅逐，就會存在於脂肪、肌肉、骨骼、軟骨與其他組織。經過幾十年，這些東西仍在體內，漸漸毒害我們，影響正常的身體功能。就算只接觸少量的砷、汞、鉛與鎘等物質，便會干擾我們獲得營養並自行排毒的能力。

　　「外來物」（xenobiotic）這個科學名詞，指的是人體陌生的東西。幾乎所有包裝、瓶裝或以其他方式加工過的食物，都含有外來物。它可能是部分氫化脂肪，聽起來像食物，但其實是實

驗室產物。這些外來物也可能是色素、人工調味劑，或是讓食物看似新鮮的防腐劑，即使早已超過自然的保存期限。外來物也可能只是讓食物看起來可口美味的東西。

我們在超市的食物架上找到某個東西，不代表身體認為那是食物。雖然人類歷經數百萬年的演化過程，但尚未適應過去四、五十年出現、缺乏養分卻被歸類為食物的東西。每天都有人發明新的食品添加物，並引介上市。有人真心認為，這些添加物都已經證明長期食用是安全的嗎？沒有，根本連提問都顯得不切實際。所以我們只好一邊暗自祈禱，一邊吸收這些物質，不知道自己會吸收到多少、不瞭解這些東西的有害程度，也不明白這些物質會如何和我們的肺、腹部與皮膚吸收的毒素互動。

我們建立起全新的生活環境，但這環境的設計並不支持人類健康，只是，我們現在就得住在這兒。我們不停遭到有毒的物質與力量砲轟，非自然的世界包圍了自然環境，每一回屢屢獲勝。

哥倫比亞大學公衛學院發表一項研究，估計有九五％的癌症源自於飲食、抽菸、曝曬於陽光下或環境毒害。這項研究顯示，我們的食物中有超過三千種化學物質，而處理食物時還動用到超過一萬種化學溶劑、乳化劑與防腐劑。

出生時，我們體內已存在大量的毒素和汙染物。環境工作組織（Environment Working Group）曾進行一項計畫，從全美醫院中隨機挑選剛出生寶寶的臍帶血來研究，發現其中含有兩百種工

業化學物質與汙染物質，還找到殺蟲劑與燃燒煤、石油與垃圾時所產生的廢物。這些都是已知會導致癌症、先天缺陷與不正常發展的物質。

舉例來說，戴奧辛可能是科學所知最毒的物質。這是自成一類的化學物質，完全是人造的，為工業製造過程中使用氯所留下的副產品。戴奧辛有超過四百種形態，其中三十種據信有明顯的毒性。戴奧辛存在於空氣中、水中，以及我們每天使用與消耗的產品中，是威力強大的致癌物，會損害免疫系統，也會在婦女懷孕期間影響胎兒發育。總之，戴奧辛宛如夢魘。

世界衛生組織指出，我們接觸到的戴奧辛有九○％來自食物。這些化學物質通常存在於脂肪，當然，這表示多半是吃動物性食物才會接觸到。但就算是吃魚也不會比較安全；戴奧辛一旦流入水域，魚類就成為龐大的儲存庫。

我們的排毒系統本來不該處理戴奧辛的，但依舊會努力。

人體每天還要處理另一種常見的工業毒素：鄰苯二甲酸酯。這種化學物質可讓塑膠更有彈性，不容易斷裂。鄰苯二甲酸酯可使用於數百種產品中，如乙烯地板鋪面、黏合劑、清潔劑、潤滑油、布料，以及個人洗護用品，如肥皂、洗髮精、頭髮定型噴霧及指甲油。

美國環境保護署曾發布一項德州大學公衛學院進行的研究報告：「鄰苯二甲酸酯類在美國的食物中普遍存在。」雖然個別項

目都低於環保署的限值,「但接觸量累積起來,依然令人憂心。」

　　基改生物是新的毒素種類,也是最扭曲的一種,會偽裝成植物性食物。基因改造會摧毀植物細胞的 DNA,再重新創造,以最不自然的東西來取代如此天然之物。為了把殺蟲劑置入植物種子內,必須打開細胞,注入新的基因。或許這樣可以殺了蟲子,但也代表扼殺生命。我們或許不喜歡蟲,但蟲子的存在代表生命可以存活。會扼殺蟲子的東西,對我們而言真的健康嗎?想想除蟲工人在你家使用的殺蟲劑吧,你喜歡接觸這種致命的毒藥嗎?

　　前面曾討論不利基改生物的證據。若想要瞭解更多,可參考傑佛瑞‧史密斯(Jeffrey Smith)的佳作《欺騙的種子》(*Seeds of Deception*)或紀錄片《基因賭盤》(*Genetic Roulette*)。

　　我們可以不斷列舉免疫系統分分秒秒必須為我們擋下的壞東西,而這全是因為外在環境很糟糕。

　　就連我們的情感生活以及與他人的互動,也會讓我們進入對生理造成毒性的情況。之前談過,心理壓力不利體內平衡,有礙健康。壓力也會改變腦部化學作用,導致發炎、弱化免疫系統。

　　我們很能處理心理及身體壓力,只要期間不長。但壓力源源不絕,而我們的反應就會變成慢性疾病。羅伯‧薩波斯基(Robert M. Sapolsky)在《為什麼斑馬不會得胃潰瘍?》(*Why Zebras Don't Get Ulcers*),分析了三十年來的研究。他的結論是:「和壓力有關的疾病會出現,主因是我們太常啟動一種生理系統,這

個系統的演化是為了回應劇烈的實體緊急事件。但我們經年累月，連續不斷開啟這個系統，擔心房貸、人際關係與升遷。」

就連看不見的汙染物也會造成傷害，例如電磁輻射、微波、Wi-Fi、手機輻射。

即使我們有許多抗癌藥物，也知道如何預防癌症，但癌症率依然在攀升。我們真的認為這和過度操勞的排毒系統無關嗎？我們並未面臨新的、會致命的有毒化學物質，或者會要人命的東西。美國環保署與其他機構，總是不斷在尋找真正會致命的東西，但沒有人留意到，日常生活的毒物正以小小的劑量一點一滴累積。到了某一個點，水桶就會滿溢。我們可以在難以收拾之前，先好好處理。

還記得之前描述清潔隊員罷工，導致整座城市淪為垃圾山的狀況嗎？我們皮膚底下就會發生這種情況。數十年下來，毒素會累積，肝、腎與肺沒辦法跟上。發炎是人體用來避免疾病與受傷的方法，但發炎的情況延續太久，就會造成傷害。

這是說明人體免疫系統過度操勞的好例子。發炎反應是為了保護我們，免於感染或受傷等短期威脅。不過，若是持續讓威脅上身，導致我們不斷處於發炎狀況，身體無法永久承受。

就目前所知，肝臟負責約五百種不同的作用，幾乎支持著人體的每個器官。肝臟是排毒系統的中流砥柱，我們攝取的所有東西，幾乎都會通過肝臟。肝臟確實像個過濾器，把血液中的毒素

撿拾起來中和，送到出口。

肝臟是很強壯的器官，不太會受損，還能自行再生。但是不良飲食、肥胖、過多酒精、環境毒素與代謝不良的處方用藥，會導致脂肪肝。這會損害肝臟為血液解毒的能力；脂肪累積則會讓毒素有地方可躲。

腎臟也會受到不良習慣的損害，使其無法發揮保護人體的功能。約翰霍普金斯大學的研究者曾以十五年的時間，追蹤兩千名成人蛋白尿的情況。蛋白尿是腎臟損傷的跡象，而研究發現，肥胖或吃大量紅肉、加工食品與含糖飲料的人，罹患蛋白尿的比例遠超過健康飲食與生活習慣良好的人。

當世界毒性物質越來越多，腎臟的負擔也會越來越大，我們的飲食與生活形態又讓事情雪上加霜。如今死於腎臟病的美國人，比死於乳癌和攝護腺癌的總和還多。但不知為何，我們沒怎麼擔心過度操勞的可憐腎臟。

超過一〇％的美國人有慢性腎臟病，但許多人根本不自知；腎臟出問題時可能沒有症狀。雖然有尿蛋白檢測可做，但多數人不知道自己有腎臟病，直到拖了太久，才進行尿蛋白分析。高血壓會讓風險更嚴重，有五分之一的高血壓患者也有腎臟病。

腎臟不光是過濾毒素而已，還會協助維持體內平衡與電解質，調整血壓、刺激紅血球生長。這些功能是支持排毒系統所不可或缺的。如果腎臟損傷，就無法適當地完成工作，免疫系統也

會遭殃。接下來，我們就會遭到無緣無故的打擊。但真的是這樣嗎？事實是，我們或許已花了幾十年的時間，才造就這一切。

排毒系統現在得處理太多工作了。久了之後，我們對外來威脅更招架不住，而免疫系統只能勉強維持。這時，我們原本能輕鬆中和的致癌物，突然開始改變我們的基因表現。

# 排毒系統的基礎

之前提過，人體有很大一部分是專門保護我們不受嚴重的傷害，包括皮膚、汗腺、肺、肝臟、腎臟、骨髓、甲狀腺、淋巴系統、免疫系統、腸道微生物、膀胱與結腸。

當然，這些並不能真的確保我們的安全。

如果少了其他四大生命原力，奇妙的器官與系統也無法良好地運作。營養、水分、氧氣與鹼性食物，是排毒系統的真正基礎，也確實鞏固免疫系統，讓我們遠離疾病。

要是我們不確保四大原力能妥善運作，很可能徒勞無功。身體會成為前文描述的街道，被垃圾與髒汙淹沒。

關於自我療癒能力，務必記得：強壯、健康、獲得良好飲食的身體，對疾病來說是不友善的環境。這件事怎麼強調都不為過。每一種疾病、障礙、失調或缺乏，都會傷害免疫系統的運作能力。要能有效地排毒，第一步是先顧好其他所有的事。若懂得

趨吉避凶，就能讓身體依照原本的設定，變成強壯、足以對抗疾病的機器。

只要做到這一點，就不需要擔心「感染」感冒。我很不喜歡使用「感染」一詞，因為這個詞展現出我們完全誤解了生病的原因。我要用有點噁心的意象來說明我的論點：如果有個感冒的人朝我的臉打噴嚏，正中我張開的嘴，但我的免疫系統夠強壯且正常運作，那麼我會吸入一大堆細菌，卻沒有任何細菌能讓我生病，因為我體內的環境強壯無比，無法滲透。

然而，當我們變得虛弱、易受傷害，例如脫水、氧氣不足、缺少適當養分，就會提供細菌、病毒，甚至致癌物一個舒適的家。它們會很樂於利用我們的款待。

這就是生病的真正機制：我們不是「感染」感冒，而是透過自己的飲食、習慣、壓力傾向，歡迎或驅趕了疾病。心臟病、癌症、中風等前幾大死因，都適用同樣的道理。在許多例子中，這些疾病和不健康的行為有關。無論我們是否察覺，但疾病通常是我們的選擇所造成的結果。蚊子只出現在停滯的水邊，才有地方繁殖生長。同樣的道理也適用於微小的生物，亦即感冒與疾病的來源。我們究竟創造了什麼環境？

當然，有時會出現完全失控的情況。以生病的孩子而言，他們未必是自己決定這些致病的生活形態。就連生活形態健康的成年人，也會因為慢性病而病入膏肓。這些在在凸顯我們要有意識

地做出該吃什麼、不吃什麼的選擇，也要知道自己該有多少活動量，以及是否要承受壓力、接受有毒的關係。

記住，大約只有一〇％到二〇％的疾病，純粹是因為基因而起，其他仍深受生活形態選擇的影響。我們有許多基因，但並非所有基因都會表現，DNA 會傾聽我們創造的環境。不健康的飲食與其他壞習慣，會促成某一種基因表現。吃有益、新鮮的植物性食物，加上大量的飲水與運動，則可促成另一種狀態。

營養是免疫系統運作時最重要的因子。

正因如此，第三世界因為營養不良、乾淨用水不足、人口擁擠又缺乏衛生，導致感染成為嚴重疾病與死亡的常見原因。前文提過，這也是印度這麼喜愛薑黃香料的原因。印度人天天吃薑黃，咖哩的黃色就是來自薑黃。另一項原因也讓薑黃大受歡迎：薑黃中的薑黃素有很強的抗發炎效果，可增強免疫力。食物與香料是窮人的藥物。

對我們來說，我們有幸能善用科學，享有神奇藥物的好處。但經常發生的情況是，解決辦法本身又成了難題，而且更嚴重。從前，人類常因為免疫系統無法掌控的病菌而死亡，後來抗生素發明了。至於抗生素的問題，就在「生」這個字：它代表生命；抗生素會扼殺生命。但誰能預先料到該擔心什麼呢？

再把時間快轉到現在，美國有七〇％至八〇％的抗生素是施打在動物身上。這些藥物不光是用來對抗疾病，而是讓牲畜越長

越大，且足夠健康，可供人食用。過度使用抗生素會促成抗藥性細菌大增，這樣的細菌每年造成十萬美國人死亡，相關肉品也間接對人造成傷害。

　　除了整體的良好營養之外，我們的免疫系統特別需要鋅、碘、維生素 B 群（尤其是 $B_6$ 與 $B_{12}$）、A、C、E、鐵、銅、葉酸與抗氧化輔酶 $Q_{10}$。鋅可以支持胸腺，而胸腺製造的 T 細胞可以對抗感染。礦物質硒也會協助人體打造 T 細胞。麩胱甘肽有「抗氧化大師」的美名，意思是比其他物質更能對抗自由基。類胡蘿蔔素（這種營養素的色素為蔬果賦予鮮豔色彩）也有抗氧化物，茶也是，尤其是綠茶。

　　這些物質都能在飲食補充品中找到。不過，最佳、最有效的來源仍是全食物。花生、黑巧克力、烤過的小麥胚芽，以及烤過的南瓜子都含有鋅（生蠔、肝與螃蟹也有鋅）。《美國臨床營養學期刊》的研究指出，每天吃兩顆巴西堅果，就能得到一天所需的硒，而葵花籽、蕈菇類、全穀類與洋蔥中也能獲得硒。

　　抗氧化物是一群維生素、礦物質與其他營養素，可對抗自由基產生的氧化作用。抗氧化物功用繁多，例如預防基因突變，從而抑制腫瘤。抗氧化物也保護我們的 DNA，可預防癌細胞在人體內找到適合生存的環境。

　　纖維對排毒過程尤為重要，無論是我們身體可吸收利用的可溶性纖維，或是只經過腸道（並沿途清理毒素）的不可溶性纖維

皆是如此。這又是另一個食用完整水果、蔬菜與穀類的好理由。

　　水一定要多喝，它是人體中非常強的解毒劑。若有充分的水，就可以順利把毒素與其他殘渣運送到出口。

　　缺水的確會以幾種方式阻礙免疫系統。首先，體內產生的組織胺會增加，引發抗利尿激素（vasopressin）產生，強力壓制免疫系統。過多的組織胺也會導致干擾素不再分泌，這是重要的抗癌化學物質，存在於水分充足的身體。最後，組織胺抑制骨髓的免疫活動，而骨髓正是白血球的生產中心，白血球會摧毀與消化癌細胞。

　　當然，我們喝的水要盡量潔淨，否則存在於水中的毒素與刺激物，只會增加身體負擔。城市的水常會以氯化物來處理，殺死潛在的有害細菌。這原本是好事一樁，只不過之後我們得處理水中氯化物、氟化物、藥物與大量的總溶固形物，每一項都會對健康造成危害。若能找到安全、未經過處理的水源，是最好的辦法。

　　體能活動也在排毒過程中扮演一角。正如先前所言，過度激烈的操練會消耗氧氣，增加自由基的數量。檢測顯示，超級馬拉松跑者與做激烈運動的人，最後都會經歷 DNA 損傷。

　　不過，這些損害是可以預防的，只要先吃下富含抗氧化物的食物即可。愛丁堡納皮爾大學生物醫學與運動科學研究小組（Biomedicine and Sport Science Research Group, Edinburgh Napier University）的研究人員，測試過水田芥對運動造成的氧化的效

果。受試者在鍛鍊之前若先吃水田芥，運動後自由基的含量會比較少。沒有吃的人正好相反，會有較嚴重的 DNA 潛在損傷。科學家也直接把水田芥滴入充滿自由基的血液中，發現了相同的效果：這種蔬菜會清理血液。

在另一項《美國臨床營養學期刊》的研究中，研究者發現，水田芥能減少 DNA 損害達一七％。作者寫道：「這個結果支持攝取水田芥能減少 DNA 損害與增加類胡蘿蔔素的濃度，進而調整抗氧化狀態、降低癌症風險的理論。」

通常來說，運動對我們的排毒系統有好處。我們流越多汗、喝越多水、排越多尿，都會把毒素從身體裡沖出。戴奧辛之類的毒素儲存於脂肪細胞，因此越健美，就越沒有地方讓毒素殘留。身材走樣或飲食不健康，則會拖累免疫系統。

最後，我們需要意識到環境中所有的毒素，盡量避免接觸。這可能會是一大挑戰。我們一天二十四小時實體接觸這個世界，無論碰到什麼，都會影響自己。環境會在我們的皮膚、口中、肺部與細胞裡留下殘餘物。

每天都有新的化學物質問世。這些物質存在於我們呼吸的空氣、喝的水、用來蓋房子與製作家具的木材，以及鋪設在地上的地毯，也存在於我們穿的衣服、使用的肥皂、洗髮精、體香劑、香水與洗衣粉。任何個人洗護用品只要有香精，就含有人體必須中和的刺激物。這些東西幾乎存在於我們碰觸的任何人造物，我

們不知不覺從中吸收了某種東西。研究人員在正常、健康的人身上發現一大堆這些物質，包括重金屬，甚至還發現了鈾。這樣的攻擊時時存在。只要看看你的體香劑、潤膚霜或沐浴露，裡頭根本沒有太多自然的物質。

　　該怎麼處理這部分的毒素呢？要懂得控制，做更好的選擇。試著限制身體，別去碰觸不好的化學物質。要努力記住，我們需要保持警覺的不光是食物而已；如果有東西碰觸到我們、進入體內，無論我們願不願意，都該對這東西保持警惕。有些人只買友善環境的個人與家用品，因為他們在乎這些產品對地球造成的衝擊。但還有更深遠的影響。如果某個東西對地球不好，或許也對我們不好。別支持根本不在乎你的企業。

　　怎麼知道自己的排毒系統是不是過度操勞？許多跡象看起來像是很多人都有的小毛病，不是什麼大事，於是我們告訴自己沒什麼大不了。這些小毛病包括皮膚乾燥、痤瘡、頭痛、眼睛發癢、消化不良、便祕、關節痛、疲憊等等，其實都是刺激物與發炎導致的，會漸漸打敗我們。這些徵兆非常多樣與細微，我們不會聯想到特定的原因，因此更顯得危險。我們沒發現那可能是嚴重問題的早期徵兆。如果想要處理，得知道該尋找什麼跡象。

# 任務清單

* 好好照料其他四項生命原力，才能增強排毒系統。否則，你無法期待身體能夠對抗疾病，擺脫在無意間吸收到的有害物質。

* 別當嗜酒之徒或藥罐子。但即使做到這一點，現代生活中還是有許多地方會打擊我們的健康，例如空氣與水汙染嚴重、飲食中含有的諸多未知化學物質、衣物上大量的化學添加物與刺激物。個人洗護用品與環境也得留意，盡量避開這些有害物質。

* 你攝取的飲食與習慣必須支持肝臟與腎臟功能，因為這些器官（尤其是肝）得處理你每天吸收的毒素。

* 攝取豐富的鐵、銅、鋅、葉酸與輔酶 $Q_{10}$，以及維生素 A、B 群（尤其是 $B_6$ 與 $B_{12}$）、C 與 E，這樣免疫系統才可以適當運作。顏色鮮豔的蔬果通常抗氧化物的含量比較高，因此「以貌取物」也挺重要。

# 13

# 該給孩子吃什麼？

我總是看到一種情況：大家對於自己要吃什麼、不吃什麼做出正確的改變，也獲得成效，真是可喜可賀！但提供孩童飲食時，良善的美意與聰明的決定全被拋諸腦後。

理論上，父母都想給孩子最好的，可是不知為何，這份希望未必會延伸到孩子的飲食。父母飲食糟糕已是壞事一椿，但如果父母知道良好營養的重要，卻任由孩子們吃糟糕的食物，那就更不應該。好比自己戒了菸，卻讓孩子抽菸。

雖然近來有些進步，但孩童肥胖與糖尿病的比例之高，令人難以接受。美國人視之為國家緊急狀態。新聞報導稱最新研究顯示，美國有五分之一的青少年男孩有注意力缺乏與過動症。不光男孩有這樣的問題，女孩也有。又是一個令人憂心的情況。

孩子們缺乏營養、缺乏睡眠、水分不足，還累積大量的有毒化學物質。然後當我們得知孩子得為此付出代價，異常震驚。其實要是他們沒事，才真的令人震驚呢。

　　前面提過，當下有兩種不同的飲食文化在發展，一項是好的，一項是不好的。同時間，成人的飲食文化是一種，孩童則是另一種。餐廳通常會有兩份菜單，大人的菜單上有健康的選項，包括各式各樣的蔬菜、沙拉、香料與滋味豐富的佳餚，都是廚房剛做好就端出來，實在秀色可餐。另外一份則是給孩童的菜單，上面是披薩、精製麵粉做的麵、品質低劣的加工雞塊，還做成可愛的形狀，並裹粉油炸；此外就是熱狗、漢堡、汽水、巧克力調味奶，全是常見的「嫌疑犯」。這裡傳達給孩子的訊息很明顯：我們希望你從中選擇，別理會真食物也沒關係。

　　不僅餐廳如此。每一種飲食文化都有自己的資訊來源。兒童看的飲食節目中，穿插著含糖穀片、快樂兒童餐與汽水的廣告。年輕人會很積極聆聽同儕們爭論哪家便宜餡料的披薩比較好，或新開的霜凍優格店可自行挑選各種糖果加料。他們身邊充斥這樣的資訊，和空氣一樣普通。他們不會閱讀報紙上關於最新健康研究的報導，也不會觀看電視醫療節目。他們會看朋友推文上提到的新開速食店，或 IG 上今天吃的大餐照片。孩子們肚子餓時，是不會想到膽固醇的。他們不擔心鹽、糖或脂肪含量，更別提疾病纏身，面臨死亡關卡。

　　當然，家長都該瞭解更多。我們會帶孩子去做年度健檢，諮詢小兒科醫師，看看孩子有沒有不對勁的先兆。我們會買市面上最好的汽車座椅，研究最好的學校與營隊。我們付出一切，只盼

孩子未來無比幸福。但是，我們仍讓他們把一堆垃圾食物塞進肚子裡。當然，你希望孩子和你一樣，吃有機芝麻菜沙拉，但如果孩子不肯吃呢？你會端上薯條。誰想在晚餐桌上聽一堆抱怨？如果孩子選擇喝水，而不是甜甜的運動飲料就太好了。不過，有喝總比沒喝好吧？

在過去，也就是我年紀還小的那個年代，讓孩子吃塊餅乾、一顆糖或冰淇淋甜筒，或許是一種獎賞。那時候，吃點垃圾食物算是特殊事件，連年幼的身體也能承受。那時孩子們不會以源源不絕的糖、鹽、不健康的脂肪與食品生產過程中的化學物質來攻擊自己，因為那些東西當時並不存在。不久以前，孩子們吃的東西都和大人一樣，家裡以全食物做菜，端上餐桌。大人小孩吃不同的東西是很荒謬的觀念。一旦單一的飲食文化被一分為二，孩童肥胖的問題就出現了。難道這是巧合？

我自己是從小就踏上優質營養之路。那時我不確定自己在做什麼，只是身體感覺不舒服，偶然聽人說改變飲食可以改善。僅此而已。你或許無法強迫孩子採取良好的習慣，但如果我們的行為所表現的，就是希望他們吃不健康的食物，那麼他們連改變的機會都沒有。

即使最健康的孩子也身處危機。高中與大學的運動員擁有奇妙的身體，也懂得好好鍛鍊，讓體內體外一樣強壯、敏捷與健美。不過，在鍛鍊或比賽結束之後，他們就會奔向最近的麥當勞、漢

堡王或披薩店，一早就吃甜甜圈，喝能量飲料。很難讓他們相信，若採行更好的飲食會更健壯。但事實就是如此。他們已養成壞習慣，得花上好幾年的時間讓身體遺忘——如果忘得掉的話。

　　我好希望能說服那些孩子，今天吃糟糕的食物，就會欠下健康債，以後總是要還。

　　我想告訴他們，現在吃加工的垃圾食物與飲料，可能覺得不會怎樣，但等四十、五十、六十歲，幾十年來欠下堆積如山的營養債務就會到期。突然間，他們的身體受到了限制，全數得歸咎於年紀輕輕、彷彿有著不朽身體時所做的決定。或許，他們必須面對糖尿病、心臟病、背痛、關節痛，或是高血壓。

　　之後他們會自問一個問題，那是每個人陷入痛苦時都會自問的話：為什麼是我？但我們大人都知道為什麼。

　　我們給孩子的訊息是，他們年紀輕，不會受到營養不良的影響，彷彿年輕就有免疫的本錢。但事實不是這麼回事。如果孩子們飲食錯誤，會對身體造成真正的傷害。心臟病與癌症這兩大死因需要好幾十年醞釀，可能從孩提時代即已播下種子。但有些人只是聳聳肩，繼續讓孩子耽溺於垃圾食物與所有的含糖食物。終有一天，孩子長大，全身病懨懨，那時我們會聯想到他們小時候的高風險行為嗎？新的科學已將兒童時期的營養和成年時期的健康聯繫起來，未來必定還有更多類似的資訊出現。

　　我們讓孩子在營養這麼重要的事情上做了壞的選擇，卻不會

在其他事情上讓他們做這麼糟糕的決定。孩子們會天真地吃著垃圾食物，就像把時間全都拿來打電動，或者熬夜看沒營養的電視節目。但我們不會讓孩子這樣做吧？我們會因為自己是堅守原則、監督孩子學習與睡覺的父母而自豪，既然如此，為什麼要讓他們把不好的食物與毒素吃下肚呢？

或許孩子確實需要尋找自己的方法，決定怎麼吃才正確，並多多運動，成為健康的人。或許我們該讓他們自己說，**我變胖了，看起來無精打采，我不想這樣。我可以改變。我可以自我控制。**

無論如何，我們仍需要更努力地引導孩子。先從自己改變起，這樣孩子就比較可能注意到你對身體的尊敬與愛，並且仿效你的作法。

# 任務清單

* 別讓孩子吃喝任何你不會吃的東西。還有更簡單的作法嗎？孩子正在養成終身的習慣與口味。別誤以為他們還小，對糟糕的營養有特殊免疫力。

* 確保孩子喝很多水。通常來說，孩子不喜歡喝水，因為還有許多有甜味、顏色鮮豔、冒著泡泡與包裝花俏的選擇，能怪他們不肯喝無聊平凡的水嗎？研究人員正在尋找水分不足，和注意力缺乏與過動症之間的關聯。如果有這些問題的孩子只要多喝點水，就能從中獲益呢？在讓孩子變成藥罐子之前，應該設法改善他們的飲食習慣。

* 設法讓青少年瞭解，他們今天選擇吃什麼，會對未來的健康產生深遠的影響。科學研究指出，諸如心臟病與癌症等慢性病，是從年輕時就開始醞釀的。

# 14

# 營養補充品的角色與運用

　　首先，我們要提醒自己一項重要知識：補充不是替代。

　　想維持健康，得先採取適當飲食，盡量從新鮮的全食物取得營養。我們不能維持壞習慣，認為之後吞個藥丸就好。事實上，如果沒有先好好飲食、好好照顧自己，人體是無法善用營養補充品的。我們得拋棄靠著別的東西來大舉修正的心態。

　　不過，除非我們住在遠離塵囂的有機農場，吃豐富多樣、新鮮現採的全食物，且大部分未經烹煮，否則可能會需要補充膳食中缺乏的營養。面對現實很重要。

　　要是飲食中沒能提供足夠的特定養分或保護性物質，就該添加我最熱中的東西，也就是超級食物。超級食物都是全食物，沒有任何摻雜物，跟在大自然採收時的狀態一模一樣，只是有些會乾燥與磨粉。超級食物非常講究營養密度，常常讓人覺得陌生，至少對我們來說是如此。然而，超級食物可用來填補一般營養狀況的落差。

　　舉例來說，若我們需要更多維生素 C，這時不必吃藥丸，大可嘗試把辣木葉粉、卡姆果或枸杞加入飲食中，即可發揮功用，不需要仰賴實驗室或工廠生產的東西。

　　但光有健康飲食與超級食物還不夠。人體還需要更多。

　　問題是：我們該補充什麼？怎麼補充？

# 維生素

　　好，先從基本原理開始談起。我們應該盡量從飲食中，攝取**所有的**維生素與礦物質。沒錯，幾乎所有的營養素都有藥丸與膠囊的合成版，但吃藥丸膠囊時，我們只取得一種東西，蔬果卻含有數千種營養素，包括維生素、礦物質，以及抗氧化物、酵素、植物營養素、輔酶因子等，對於身體具有特定的生物作用，能呼應大自然的平衡。

　　市面上幾乎所有的營養補充品與藥物，都是受植物的化學物質啟發，原因何在？因為大自然比我們會思考。大自然已創造的東西，是人類無法重新創造的。在實驗室裡離析的東西，總有意料之外的副作用，然而大自然有多種態性，具備許多面向、成果與益處。

　　無論我們考慮服用什麼補充品，那些瓶瓶罐罐裡究竟裝的是什麼，我們沒有多少概念。每一種配方都不同，每個瓶罐裝的都

是標籤上聲稱的內容物的某種版本，但我們無法證明那對人體而言有多少生物可利用度，即使這才是最重要的。瓶子裡一定還含有其他東西，可是我們卻一無所知。

然而我們吃蘋果或萵苣時，就不用猜測。蔬果和我們一樣擁有生命，我們認識所有的材料，不需要閱讀小小的字。

方才提到，我們應該從天然的全食物來源取得維生素，但有兩種例外。

## 維生素 D 扮演的防癌角色

維生素 D 是人體中最厲害的抗癌元素，還有其他數不清的健康好處，具備提升免疫的功效。我們通常需要曬太陽才能得到維生素 D，但如果抹了防曬乳，身體就無法製造這麼重要的維生素。SPF 8 的防曬係數，就會減少身體九九‧九％的維生素 D 生產能力，因此塗防曬乳顯然不是好主意。更別提多數的防曬乳含有二苯甲酮，這種化學物質會干擾激素系統，引發皮膚過敏。現在有一些所謂的專家建議，大家應該時時塗抹防曬油。這話很蠢。我們應該小心別曬傷，但不該畏懼陽光。

即使能接觸到陽光的人，仍可能需要服用維生素 D 補充品，尤其是在室內工作，或者冬季住在寒冷地區的居民。二〇〇六年，《美國公衛期刊》（*American Journal of Public Health*）刊登過一項對現有研究的調查，裡頭寫道：「多數研究發現，充分的

維生素 D 和降低癌症風險有保護性關聯。證據顯示，努力提升維生素 D 的狀態，例如服用維生素 D 補充品，即能以很低的成本減少癌症發生與死亡率，且副作用少，甚至無副作用。」

另一項維生素 D 的天然來源是蕈菇，吃蕈菇可獲得適當的劑量。此外，有些補充品是從曾接觸 UVA ∕ UVB 光的蘑菇製造而成，不失為一種辦法，比服用實驗室合成的維生素 D 要好。

## 維生素 $B_{12}$ 扮演的防癌角色

我們可能需要的第二種補充品，是維生素 $B_{12}$。維生素 $B_{12}$ 對造血與維護神經系統來說很重要，也是能量生產的支柱。維生素 $B_{12}$ 常見的來源是動物性食品，例如肉、乳製品、蛋類、乳清，但光是這些可能不夠，若是採行以植物性食物為主的飲食時尤其如此。全素或一般素食者缺乏維生素 $B_{12}$ 時，可吃發酵食品、營養酵母，或含有甲基 $B_{12}$ 的維生素補充品，這比其他形態的維生素更容易分解。理想的目標是：每天服用十微克的維生素 $B_{12}$。

# 酶

第二章〈原力二：營養〉談到許多關於酶的資訊，酶對於健康的重要性怎麼強調都不為過。我們很難光靠著自然的方式獲得充分的酶。過了三十歲，體內生產的酶會大幅下降。

　　酶是由胺基酸所構成，人體可以自行製造胺基酸，也可從外在來源取得。酶就是催化劑，人體內每一種生化反應都是靠著酶的促成而發生。這表示，少了酶，我們就無法產生能量、吸收養分、細胞排毒。少了酶，生命會戛然而止。酶是身體的勞動力，因此非常重要。

　　人體含有三種酶。第一種可在新鮮的全食物中找到，能幫助人體代謝吃進的食物。但這些酶加熱超過攝氏四七‧八度就會死亡。正因如此，攝取生食很重要。

　　多數人不太可能每一餐都吃生食，這樣很無趣。烹飪展現出人類的特色，在某些情況下也讓某些食物變得更健康。加熱之後，許多脂溶性維生素與其他營養素的生物可利用度會提高。例如番茄在烹煮後，茄紅素比生番茄更高；維生素 A 與類胡蘿蔔素在烹煮後，生物可利用度也會提高。但要記住，下鍋之後，許多其他的水溶性營養素會受到破壞，包括維生素 B 群和 C。因此食用蔬菜時，目標應該是七五％的生食。

　　第二種酶是消化酶。每一種消化酶會負責代謝特定的養分：澱粉酶會分解碳水化合物，它存在於唾液，亦即消化作用展開之處；脂酶是消化脂肪的酵素；蛋白酶會分解蛋白質。此外，還有其他酵素負責處理纖維、乳製品等等。

　　第三種則是系統酶或蛋白水解酶，是所有生化反應的催化劑，就跟消化酶一樣。然而這類酶遍及全身，負責許多重要工作，

如抗發炎、控制免疫系統及清理血液等。近年來有大量的研究，探討系統或蛋白水解酶預防兩大健康殺手的功用：心臟病與癌症。服用系統酶補充品是消除各種發炎，且不會產生毒性的最佳方式。這很重要，因為慢性的全身性發炎會損害整體健康。

研究人員曾利用系統酶補充品治療運動傷害。檢測時，拳擊手和足球員上場前先補充酶，雙方的受傷情況都低於未服用酶補充品的人。酶可以增加血流，被視為有助縮短傷勢復原的時間，在骨科手術後能加速復原。雖然我們可服用阿斯匹靈與泰諾（Tylenol）等成藥，來獲得相同效果，但這些藥物都會傷肝。現在日常生活到處都是毒素，肝臟已經夠忙碌，你一定會明白，改以酶來處理這件事是比較好的選擇。

# 益生菌

益生菌是活菌，對其他活菌有幫助。第三章〈為另一個身體提供飲食〉曾提到，人體深深仰賴存在於體內的好幾兆個細菌，這些細菌主要位於腸胃道。這些單細胞生命體甚至不屬於人類，卻能幫助我們分解與利用我們吃進的食物，還會執行許多其他重要功能，要是少了它們，我們就活不下去，而體內細菌失衡時，我們也會吃盡苦頭。這些活菌有成千上萬不同的種類，有些對我們有好處，有些則未必。

　　二十世紀初期，俄國諾貝爾獎得主伊利亞‧梅契尼可夫（Ilya Mechnikov）提出理論，指出某些腸道細菌在消化蛋白質時會產生毒素，使體內環境變酸，導致老化。他認為吃發酵的乳製品能引進降低腸道酸性的微生物，促進健康與長壽。在此之後，科學家發現益生菌具有抗癌效果，也能改善腸躁症、高膽固醇、高血壓，甚至憂鬱症等疾病。

　　過去三十年，我們才開始瞭解補充某些細菌能為消化系統帶來好處，只是目前沒有確切的科學「證據」，證明這些補充品有效。不過，我（和其他許多人）相信是有好處的。

　　許多發酵食品都含有益生菌，例如優格與克菲爾發酵乳，以及韓式泡菜、德式酸菜、味噌、納豆與康普茶之類的發酵食物。你會發現，這些食物不屬於標準的美國飲食。過去，世界上的多數人口都會食用某種發酵菜餚。以前的人知道，食物的功用是促進體內健康。對於營養肩負的任務，我們現在已失去認知，要證明這一點，就是飲食中普遍缺乏發酵、富有益生菌的食物。我們應該堅持吃富含益生菌的食物。

　　如果我們需要更多益生菌，多數健康食品行的冷藏櫃都找得到補充品，最好是含有雙歧桿菌或乳酸菌屬的產品。

　　這些補充品需要冷藏，益菌才能活著抵達我們的腸胃道。

　　近年來出現一種激進的補充法，可有效改善腸胃道的菌叢環境，也就是糞便移植——從健康者身上取出少量糞便，再移植到

有腸胃道疾病的人體中。結果病患的微生物立即得到改善。

　　沒錯，就是移植便便。最有意思的部分是，接受移植的人會立刻愛上捐贈者愛吃的食物。如果這不是權宜之計，什麼才叫權宜之計呢？我並不是說這是終極解方，但確實證明微生物對我們的重要性。

## 必需脂肪酸

　　在營養學中，「必需」是用來描述我們需要、但身體不會製造的物質，因此必須從外界取得。人體需要脂肪酸來完成幾項重要任務，例如形成細胞膜及腦神經系統組織。脂質對健康細胞的形成與維護相當重要。我們就是靠著兩層脂質，保護 DNA 不受傷害，同時也可保護端粒。這種保護層就是由脂肪酸構成的。

　　有兩種脂肪酸是必需脂肪酸，我們需要從外界取得：Omega-3 脂肪酸及 Omega-6 脂肪酸。在綠葉蔬菜與種子都可以找到這兩種必需脂肪酸，不過最豐富的來源是油脂豐富的魚類，如鮭魚、鯖魚和貝類海鮮。我們尤其需要 Omega-3 脂肪酸，來平衡通常攝取太多的 Omega-6 脂肪酸。

　　Omega-3 脂肪酸能消炎，也能對抗自由基，和心臟健康有關。必需脂肪酸也有助於把氧拉進細胞，保護人體不受細菌與病毒的傷害。別忘了第七章〈原力三：氧氣〉曾討論到，細胞能妥

善呼吸很重要，這樣才能遠離癌症。

　　之前提過，我們可從魚類取得脂肪酸，但會衍生其他問題。愛吃魚的人得定期測量血液裡的汞含量，此外，多氯聯苯、戴奧辛與其他水中找得到的致命汙染物，都會存在於魚的體內。

　　因此，必需脂肪酸的最佳補充品或許不是最常見的魚油膠囊。我們不知道那些魚吃了什麼，或吸收了什麼毒素。我們必須體認到自己所處的世界有何危機。最好吃奇亞籽、亞麻籽、印加果油及核桃，之後加入以海藻製成的 DHA 與 EPA 補充品，而不是魚油。

## 蛋白質

　　我在其他章節討論過，許多人太愛吃肉、魚和雞蛋，導致蛋白質水準高到不健康。但有些人則有蛋白質攝取不足的危機，尤其是全素者與素食者，他們未必總是做出良好的飲食選擇。別忘了，光是避開動物性食物是無法讓人獲得良好營養的，還必須聰明飲食才行。

　　對於活動量大的人，建議攝取全素蛋白粉，原因如下：第一，多數有乳糖不耐症的人並不自知，然而全素蛋白粉並非以乳清製作，因此不必擔心自己能不能吸收乳製品的乳糖。全素蛋白粉也最能避免接觸到激素與其他飼養牛隻時常使用的產品，以及用來

餵養牛隻的基改生物。

　　全素蛋白質來自豆類、燕麥、螺旋藻、綠藻與其他植物，裡頭有最重要的胺基酸，如麩醯胺、白胺酸、異白胺酸、精胺酸與纈胺酸，屬於人體可輕鬆吸收的形態。這麼一來，非常需要幫助的腸道就不會承受那麼多壓力。

　　在激烈運動後，身體尤其需要蛋白質來重建、修復與維持淨肌肉量。使用全素蛋白粉，而非膠囊，才能達到最佳效果。

# 硫

　　甲基硫醯基甲烷（methylsulfonylmethane, MSM）是自然存在的硫化合物，有助於把養分在細胞內外傳送。這本身就是一項很重要的工作。我們也需要硫來協助製作麩胺基硫，這是一種很重要的抗氧化物。硫可減少關節疼痛與發炎，幫助肌肉在運動後復原。硫也可改善細胞的整體健康。關於硫對我們的健康扮演何種角色，目前討論並不多，但我們漸漸瞭解硫有多重要，這種情況可望改變。

　　甲基硫醯基甲烷（和一般硫、硫酸鹽類、亞硫酸鹽都無關）對於細胞通透性與降低氧化壓力來說，極為重要。生的葉菜裡有它，但光是吃葉菜可能還不夠，原因很簡單：土壤中已缺乏這樣的養分。因此我深信需要補充甲基硫醯基甲烷，但並不是所有的

甲基硫醯基甲烷都一樣。研究證實，最好是透過蒸餾天然木酚素（lignan）如松樹來取得，而不是透過化學萃取。

## 綠葉蔬菜

最後，我們都必須吃更多的綠葉蔬菜。當然，吃新鮮有機的羽衣甘藍、蘿蔓萵苣、菠菜、蒲公英葉與芝麻葉是很好的起點。不妨加點超級食物，例如辣木葉、綠藻與螺旋藻，這樣就增添了許多好東西。之後可考慮海洋浮游植物，也就是來自海洋的綠之母，亦即地球氧氣最大的貢獻者。這些海洋浮游植物含有微量礦物質、DHA、Omega-3，以及其他有益腦神經系統的物質。綠色食物可強化排毒功能、平衡酸鹼、降低發炎反應，並提升免疫系統的功能。

# 任務清單

* 攝取一些必需補充品。從當前的營養環境來看，我們需要為飲食所缺乏的養分攝取補充品。先從吃健康食物、喝大量的水開始，之後再以補充品來支持這些習慣。

* 攝取維生素 D 補充品。維生素 D 對於預防癌症很重要，但大部分的人攝取不足。維生素 $B_{12}$ 具有多項重要功能，如果不吃動物性食品，要記得補充維生素 $B_{12}$。

* 服用酶補充品能維持消化道健康，以及體內必須的生化作用。本章提到，多數人也應該攝取某些礦物質、必需脂肪酸，甚至蛋白質補充品，尤其是不從動物食品中取得蛋白質的人。

# 15

# 關於五大生命原力的最後提醒

　　之前提過不只一次，關於五大生命原力，務必記住這件事：做對其中一項，才能支持其他四項。如果我們的飲食適當，良好的營養能自動使人體的弱鹼性不受干擾，這麼一來，便能幫助身體保有充分的礦物質。健康飲食也代表，我們攝取了許多抗氧化物，幫助免疫系統抵抗疾病。只要吃得適當、喝足夠的水，身體組織就會富含氧，讓我們充滿活力。水合與氧合作用也有助於人體排除毒素與細胞殘屑。

　　反之亦然。若無法維持任何一項生命原力，就會拖垮其他項，引發失敗的骨牌效應，長期可能造成嚴重傷害。如果我們的飲食糟糕，就會弱化幫自己排毒的能力。如果無法適當排毒，酶的作用便會消失。要是發生這種情況，全身細胞都會受苦。如果喝太少水，細胞無法適當代謝我們所吃的食物體內，進而對排毒系統施加額外的壓力。如果體內太多酸性物質，細胞也會缺氧，導致癌症與其他疾病更有機會打敗我們的免疫系統。

　　這些**關聯**具有何種意義很清楚，事實上，五大生命原力只是單一生命力的五個部分。這就是科學知識倏然化作智慧之處。

　　對我來說，頓悟的那一刻著實令我驚奇。我們忽然明白，原來自己有力量滋養自己，讓自己再生，為自己賦予活力，療癒自己，並且真正**瞭解**自己。這都得感謝空氣、水與新鮮全食物。

　　實在奇妙。

# 16

# 最後一提⋯⋯

我沒說實話。其實還有第六大生命原力。

這是最重要的原力，雖然很難想像有什麼比呼吸與飲食重要。但要是少了第六項原力，我們就無法掌控前面提到的五大生命原力。

第六大生命原力是態度。

我就是因為態度，才如此執著於自己的健康，現在，也在乎你的健康。我希望有最好的生命力，也就是超級生命力。但願你也想要擁有超級生命力。我們低估了自己擁有的力量，不知道原來自己可以創造，可以改變。我們具備很強大的力量，只要願意好好利用。

這樣的態度，讓我一心一意尋找最佳食物，找到地球給予我們最新鮮、最乾淨、最有能量的營養。為了某種原因，我永遠無法在抵達某一點時就說：「好，這樣夠好了。」我永遠理解還有更高的層次存在，還有新的事物超乎我目前的想像，如果動身尋

找，或許就能找到。即使抵達不了那個境界，我仍想努力嘗試。

　　在過程中，我旅行了數十萬里路，巧遇過非常古老的文化、自然治療師，還有諸多古法，我很喜歡這個過程。然而這些都沒有意義，除非我應用所學並分享所學——把學到的知識往前推，完成這個循環。

　　態度是讓我投入、促使我向前的力量，讓我堅信我們應該生龍活虎，展現奇妙的生命力，因此我們必須盡己所能，抵達這個目標。我有點受不了看見大家退而求其次，沒有得到應該得到的東西，尤其是只要憑己身之力就可獲得的東西。我真的相信，一旦我們體認到自己擁有的奇蹟（我們**就是**奇蹟），就能過著神奇的人生。

　　我也見過另一個面向。我想起父親在因酗酒而死之前的模樣。他是個好人，不過他創造的世界觀卻讓他以為自己只能酗酒，別無選擇。如果你認為某件事情是真的，會怎麼樣？那就會是真的。

　　秉持良好的態度，過想要的生活，或者至少真正採取行動，朝目標前進，能為我們帶來實際的效用。我們和地球上的所有事物一樣臣服於吸引力，似乎總是物以類聚。正面的態度與行為會吸引到秉持相同看法的人，他們會呼應與支持你的努力，讓你活得更好。我們都會散發出能量——其實科學家正在測量此事，並研究其結果。但我們確實知道，情感與情緒會強烈影響我們的實

體存在。

　　不過，我學習這些關於健康的知識，並非只是為了讓自己對某些事情很敏銳，或者可以告訴別人應該怎麼做。我學習這些事物，是想要知道如何讓自己變得更強壯、更健康，進而達到愉快與平衡。這可以追溯到我小時候決定要吃很多葡萄柚，掌控自己的身體與生命的那一天。從那之後，我想要的就是瞭解該做些什麼，才能最有效地利用生命，盡量獲得喜悅與快樂──然後就放手去做。

　　就我所知，我沒有另外一個生命了。如果此生過得不好，是因為我沒有好好利用，那就太糟了。一切都沒辦法重來。

　　如果你要去某個地方度假，比如巴黎或迪士尼樂園，你一定會想把這趟經歷發揮得淋漓盡致，享有最美好的駐留時光。你在地球的時間，不該也是如此嗎？

　　重點是勿忘初衷。這不光是為了讓我們健康而已。照料這五大生命原力並不是重點，學習如何讓自己保持健康也不是終極目標。健康之所以重要，只是因為有良好健康，才能擁有我們想要的一切：美好的生命，充滿快樂、正面、平衡、熱情、精力與愛。這是真正的活著！

　　這才是最重要的，不是嗎？

# 第二部

# 實用資訊

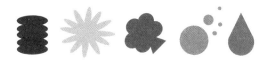

我們已探討過健康飲食的科學，接下來該善加運用所有的資訊，談談具體作法。

首先，我會談健康飲食的原則，接下來則是清理廚房的建議。之後，你會看到食物列表，裡面有我們需要的所有營養素，還有十天飲食計畫，讓你瞭解從何著手。然後，我會分享食譜，以及最後一份任務清單。

# 17

# 把資訊付諸行動

健康飲食的第一條規則是：只吃熱愛的東西。

第二條規則是：只愛對我們有好處的東西。

或許要稍微動動腦。許多人喜歡吃巧克力餅乾，還有玉米片、熱狗、巧克力糖、冷凍墨西哥捲、義式臘腸披薩、果醬甜甜圈、魔鬼蛋、海綿奶油蛋糕條、大麥克、啤酒、厚厚的炭烤牛排。名單列不完……。

許多人也喜歡海洛因，但我們不能讓自己耽溺其中。我們知道，雖然海洛因吸了會有快感，但害人匪淺，得不償失，所以要離得遠遠的。

我們必須瞭解，不健康的食物可能跟藥物一樣有害。如果想到有多少人離不開有害的食物，就會明白這些東西危害更深。垃圾食物並不是非法，也不會讓人以為不然，其實也未必會上癮。但如果吃太多，確實會深深自傷。

垃圾食物就像劣質男友：我們愛，但會受到傷害。

告訴我，誰不喜歡碩大、成熟、鮮紅草莓？果實的滋味在舌尖爆發時，是那麼甜蜜、充滿香氣又多汁。說真的，M&M 巧克力比得上嗎？愛上好的食物，就像愛上壞的食物一樣簡單，甚至更容易，但一開始可能得花點力氣。我們已學會愛上壞食物，因此得花點時間教自己移情別戀，愛上好的食物。

我不斷重申，飲食應該是令人振奮的，每一餐都能讓我們感到滿滿的幸福。如果不是，就表示我們做了不自然的事。我們欺騙了自己，遠離人生中最可靠的喜悅。今天許多人吃東西總是匆匆忙忙、沒頭沒腦地吞下肚。我們沒能把吃下肚的東西和自己連結起來。我深信，這就是造成當前營養危機的主因。

只要我們願意，不妨交由感官好好引導：要吃氣味好的食物。生的食物尤其能送出嗅覺信號，說明它含有什麼，而人的嗅覺能解讀這項訊息。我們得多多留心。

食品公司會利用人類的嗅覺，做出對我們不利的事。這些公司操作產品，利用我們對某些養分的原始熱愛來吸引我們，例如脂肪、鹽或糖。但如果你的反應是比較愛成熟鳳梨、蘆筍，或放在番茄上的新鮮羅勒所散發的香氣，那是因為你的身體試圖告訴你：**吃這個！**即便你未能察覺，身體直覺仍會感受到那些食物的內涵。顏色也一樣。我們在視覺上會受到成熟的紅櫻桃、甜菜根、紅甜椒、西瓜、蔓越莓吸引，不會想到這顏色是來自類黃酮，告訴我們有抗氧化物。我們也會受到葉菜類的蔥綠之美吸引，比如

菠菜、芝麻葉、甜菜葉，因為身體渴望這些能清理血液又能提供珍貴礦物質的食物。

這是選擇該吃什麼的第一項基本原則：純然的身體渴望。吃任何東西時，理由不該是**應該吃**，而是很想一吃再吃。讓身體以最真實的方式，表達最基本的渴望。身體會呼喚你，要你**給予食物**，而我們要做的就是回應。

如果我們坐在那邊咀嚼討厭的東西，這樣的飲食怎麼可能帶來喜悅？如果我們討厭最後做出的菜色，怎麼可能用心購買、準備與烹煮？最重要的是，我們持續多久之後，又會重拾之前的壞習慣？

吃東西時要記得，食物很快就會成為我們的一部分。我們的血肉與骨骼會吸收這些食物，而食物的美、活力、生命力會成為我們的一部分。

食物是誘人的。食物在那邊，我們就會吃。我們還是跟穴居人沒有兩樣，他們就是這樣生存的。我們只是必須教育自己，知道自己是誰，以及現在身體是如何運作。我們可以什麼都吃，此時此刻也覺得沒什麼問題，但久而久之會付出代價。我們必須接受這一點，學著如何依照知識來行動。

說了這麼多，我還是反對以說教之姿告訴別人該吃什麼。我知道自己愛吃什麼，這些食物對我、對身體與人生都有其效用。每個人都得找出自己真正喜愛的東西，才能在這輩子的每一天都

吃。吃這些食物時可不能像吃藥，咀嚼後吞下去就算了，而是要滿懷熱情、迫不及待地大吃。節食計畫有九〇％會失敗，是因為節食者不喜歡自己吃的食物，不久就會回歸原本的舊習慣，導致體重變回不健康的標準，甚至復胖更多。

我們會吃不好的東西，原因相當單純，其他章節也談過：人類普遍很能假裝不知道早已了然於心的事。我承認有些人在選擇該吃什麼、該避開什麼的時候，需要諮詢專家。如果你不是那麼健康，可能需要醫生或營養師的協助來決定最佳的飲食療法，但多數人並非真的需要專業建議。

總是有人問我：「嘿，我該吃什麼？」而我總是回答：「嗯，你**應該**吃什麼？」多數人跟我一樣都知道答案，他們的答案並非來自食品產業的行銷宣傳或時興的概念，而是憑藉天生的直覺，感覺到新鮮的全食物才是正途。如果承認這一點，就必須加以實踐，可是我們未必準備好採取這一步，於是我們玩起心理遊戲，把某些東西隱藏到看不見的地方。這樣似乎挺管用的；這是我們生活上不可或缺的心靈裝置。

但所有的裝置都會在某一刻老化磨損吧？

一旦發生這種情況，我們再也無法假裝飲食習慣不會讓我們面臨疾病、發炎與早逝的風險，於是我們準備好要改變了。

我認識的戒菸者都說，他們過去**熱愛**抽菸，然而都戒菸成功。比起五十年前，今天的文化對抽菸的態度會讓戒菸更容易。

談到吸菸，我們的想法已經大大地轉變。這不是一夜之間達成，也不是自然發生的。

　　政府展開行動，要求在香菸包裝上寫下駭人警語，提醒民眾吸菸會帶來癌症與死亡的風險。政府禁止香菸在電視上打廣告，不允許在公共場合抽菸。不久之後，彷彿全世界都反菸。

　　這種情況一發生，要戒除抽菸的習慣就簡單多了。尼古丁依然容易讓人上癮，但風向一轉變，抽菸的風氣很快被逆轉。許多人戒了菸，開始抽菸的人也沒那麼多了。

　　如果這情況發生在不好的食物會如何？任何會讓人生病與縮短壽命的東西，就和抽菸一樣，包括速食、加工食品、糖、廉價的碳水化合物、不健康脂肪、化學添加物。或許政府會再次主導。在消除反式脂肪與改善食物標籤上，政府已經小有成就。但是這些對人體有害的食物，牽涉到許多大財團與政治利益，否則當初那些會毒害人體的東西是怎麼登上超市貨架的？

　　如果我們不再付錢給靠著傷害我們的健康、造成早死而獲利的企業，會發生什麼事？

　　與其等他人改變，何不**現在**就動手處理？如果我們決定好好照顧自己的孩子，拒絕提供不健康的食物呢？

　　在吃東西時，我們需要對所有東西保持疑慮。大家總是吃某種東西，並不代表這東西對我們有好處。有些食物是文化的一部分，我們毫不懷疑地信賴這些食物，看不出這食物會傷害我們。

以家樂氏香甜玉米片為例，這是美國人長久以來的早餐主食。穀片的發明人是約翰・哈維・家樂（John Harvey Kellogg）醫師，他把穀片當成素食生活形態的一部分。他相信，腸道中不健康的細菌與微生物在消化蛋白質時會產生毒素，導致血液中毒。他提倡以他的穀片作為動物性蛋白質的替代品。

今天，以他為名的公司早已偏離他的善良初衷。這得歸咎於大量的糖、精製與缺乏養分的穀類，還有基改原料，正衝擊人們的健康。現在他的公司生產的是不合格的可怕食物，即使那是超市貨架上深受喜愛的老牌子。為了自己，我們得深深質疑這一類的產品。

我們需要進展到能誠實地說：「我喜歡這食物，因為它嚐起來很好吃；它的好滋味是大自然的賜予，而大自然會那樣賜予，是因為自然與我的身體是一體的。」差不多就是這樣。幫自己找個咒語。照照鏡子，找個有用的作法。

只要提醒自己，心臟病、癌症、中風、高血壓、肝腎疾病、骨質疏鬆症、憂鬱、失智、第二型糖尿病，都是因為吃錯東西。事情沒有那麼複雜。你現在吃的東西，會創造你下一刻的人生。

我們都知道飲食的實際目的是給予自己適當的營養。這是什麼意思？就是要攝取正確的脂肪、碳水化合物與蛋白質組合，還有不可獲缺的維生素、礦物質與纖維。我們需要能維持身體弱鹼性、支持排毒系統的食物，以及能中和自由基這種殺手的抗氧化

物。通常來說，如果某食物有利於某項生命原力，就有利於所有的生命原力，因為各項生命原力彼此連結，牽一髮動全身。

另一項飲食的目的和前面提到的同樣重要：要感到喜悅與滿意，並滿足身體的欲望。每天想出三大理由，和所愛的人坐下來、暫停腳步，休息一下，好好呼吸，表達感謝。

健康的食物可滿足上述所有的功能。我相信最好、最可口、最營養的食物，一定都是大地生產的，不是人類製造的。我不會剝奪自己的飲食之樂。在你身心層次感到平衡時吃東西，讓食物滋養身體與心靈，與生命發揮加乘效果，這就是最大的喜樂之一。但這不會一步到位，永遠不會。別光聽我說……自己試試看，再告訴我結果如何吧！

在採取正確的飲食之道時，我們可以享用的食物有一長串，要避開的食物卻沒那麼多。我列出一些名單，上頭有良好的飲食建議，讓你得以著手。

你會在這些清單上看到，我把健康食物分門別類，例如提供蛋白質，或是提供礦物質、纖維、酶或抗氧化物的食物。接下來你會看到許多清單。

相較於傳統的膳食計畫，我提供的是你可以自己動手做的組合。我運用列出的食物，提出三十份餐點範本，包括早餐、午餐與晚餐。真要我說的話，每一種都令人滿足、均衡、美味又健康。但你大可好好改造一番。

　　一旦看出我如何利用列表來組合膳食，就可以自行打造一份。這不困難，很講直覺。你知道自己喜歡吃什麼，只要好好鍛鍊廚藝就行！

　　要列舉世上每一種好食物與食材是不可能的，因此別局限於你在這裡找到的資訊。別忘了，最重要的原則之一是：盡量吃豐富多樣的食物。每一種植物性食物都有獨一無二的營養組成及天然毒素，因此任何東西都別吃太多，要設法創造出多樣性，就像用最大的調色盤來畫圖。

　　另一項應該遵循的規則是：每一餐都要吃點生食。我嘗試約七比三的比例，也就是七○％的生食、三○％的熟食（顯然，我熱愛沙拉與蔬果昔！）。此外，膳食中有七○％的蔬菜、三○％的其他食物，如水果、種子、堅果、全穀類、豆類或塊莖。這不是不能變通的規則，而是個好目標，讓健康飲食符合直覺與自然。記住，烹飪會讓食物酸化，而生的食材具有鹼化能力，可抵銷酸化作用。此外，烹飪也會扼殺食物裡的自然酵素，以及部分植物營養素與抗氧化物。多數生的蔬果含有酵素，能減輕我們的消化壓力。生食也能輔助細胞保持水分，嚐起來格外美味。

　　但也要記住，烹煮能提升某些食物的益處，有助於釋放生食可能缺乏的營養素，例如番茄煮過會釋放出茄紅素。烤、蒸、煮、炒都能讓食物變得更美味，所以別把烹飪妖魔化！

　　多看幾次列表，想想自己喜歡哪種食物。有些可能是你從沒

試過，有些可能是從沒聽過，給它們一個機會。有些你可能吃過，但不喜歡，那麼再給它們一次機會，或許你的味蕾變聰明了。如果還是討厭，那不吃也無妨。

之後不妨自己試著組合餐點。我就是這樣飲食，清單已經在我的腦海之中。我知道自己喜歡的食物，以及身體需要的東西。我知道如何平衡日常飲食，以獲得最佳結果。傾聽與嘗試新事物是需要練習的，最佳的回饋就來自身體。

比方說，我知道自己需要蛋白質，但不必煩惱是不是餐餐都有蛋白質。我知道整個星期吃的多樣食物中，會累積足夠的蛋白質。我不是從肉類、海鮮或蛋類取得蛋白質，而是從豆類、羽衣甘藍、鷹嘴豆或發芽杏仁。我會準備些許藜麥，這種準穀類（實際上是種子）可灑在沙拉上。這些食物來源不會像吃動物肉一樣，一口氣提供大量蛋白質，但是會從諸多來源，把少量蛋白質一點一滴累積起來，成為完善的胺基酸組合。我敢說，這樣會有更好的生物相容性，卻沒有伴隨動物性產品而來的壞東西。

食物的顏色是由所含的植物營養素決定的，因此我喜歡彩虹式飲食，一次可吃到不同的顏色。我們都需要注意免疫系統及排毒能力，因此要確保吃進去的東西對肝與腎有幫助。

這就是日常生活。不必想太多或是時時掛念。飲食應該要有樂趣。我很期待用餐時間，大家都應該如此，別在選擇時給自己太大的壓力。如果今天不吃，明天或後天再吃也行。試試看自己

想出的美味健康菜色，讓它變得賞心悅目。如果能做到這一點，就不會錯了。

# 18

# 重新整備你的廚房

在開始之前,先快速把家裡的食物清理一下,然後買些必備主食,收入食物櫃。

## 該扔的東西

- 精製白糖(及任何含有精製白糖的東西)
- 均質化、以巴斯德消毒法處理過的非有機奶類、優格或奶油
- 人造奶油
- 一般食鹽
- 精製白麵粉和以之為材料的所有食物(麵包、墨西哥薄餅、蘇打餅、麵條、穀片等)
- 任何油炸的東西(堅果等)
- 多元不飽和精製油(葵花油、玉米油、大豆沙拉油、芥花油等)
- 以工廠化飼養的紅肉與白肉,亦即大部分的超市肉品,以及各種包裝或炙燒過的肉類

- 工廠化養雞場生產的雞蛋
- 合成飲料（可口可樂、百事可樂、Kool-Aid、Tang、SunnyD 果汁口味飲料）
- 即食或微波燕麥片
- 各種加工微波食品（爆米花、速食等）。連微波爐也別用了！
- 非有機玉米（別吃基因改造生物）
- 醬油
- 盒裝加工食物，包括綜合穀片、米製即食包裝餐點
- 塑膠容器與塑膠袋
- 化學清潔劑
- 任何含有高果糖玉米糖漿的食品
- 含有苯甲酸鈉或山梨酸鉀的飲料
- 含有防腐劑丁基羥基茴香醚（BHA）的食物
- 硝酸鈉與亞硝酸鈉（加工午餐肉）
- 藍、綠、紅、黃食品色素（人工色素藍色一號與二號、綠色三號、紅色三號與黃色六號，這些都與甲狀腺、腎上腺、腎臟與腦部的癌症有關）
- 麩胺酸鈉（味精）

　　廚房清理出空間之後，接下來就該買些常備食物。盡量尋找有機或野生的產品，例如以下列表。

# 常備的食物

- 香草茶
- 發酵飲品，如克菲爾發酵乳與康普茶
- 堅果奶，包括杏仁奶與椰奶
- 堅果醬，包括杏仁醬與腰果醬
- 天然鹽，如凱爾特海鹽與喜馬拉雅鹽
- 香料，如肉桂、丁香、小荳蔻、多香果、薑黃等
- 發酵食物，如韓式泡菜、德式酸菜與味噌
- 鷹嘴豆味噌醬
- 蘋果醋
- 甜味劑，如甜菊、椰棕糖、雪蓮果糖漿、糖蜜、龍舌蘭蜜與生蜂蜜
- 天然胺基調味醬（取代醬油），如椰子胺基調味醬，以及布雷格（Bragg）液體胺基調味醬
- 鋼切燕麥
- 冷壓初榨有機橄欖油、椰子油、葡萄籽油、印加果油、酪梨油與烤芝麻油
- 生的有機堅果與種子，盡量浸泡，並使之發芽
- 以西結（Ezekiel）發芽穀物麵包
- 以西結發芽玉米墨西哥餅皮
- 在地生產的有機新鮮香草與蔬果
- 有機芽菜

- 若吃肉，則選購有機放養或草飼的肉類
- 非巴斯德殺菌的有機草飼牛奶、奶油，以及有機放養的雞蛋
- 玻璃儲存容器與玻璃瓶

## 實用的廚房家電

- Vitamix（高速食物調理器，可製作蔬果昔、湯、粥等等）
- 食物乾燥機（低溫烹調，可保存營養素與酵素；這是很好用的廚房家電，可製作羽衣甘藍片、果乾與蔬菜乾當點心）
- 小型烤箱（可節能，也比大烤箱快速）
- 蒸鍋（不必以水燙蔬菜，而是用蒸鍋蒸熟，將營養素流失降到最低）
- 咖啡磨豆機（可研磨乾燥香料與種子）

## 淨水器選擇

- 桌面蒸餾器（裝在玻璃瓶內，添加晶鹽供飲用）
- 空氣造水機（利用空氣中的水，過濾後可以飲用）
- 逆滲透濾水器（在玻璃瓶中加點喜馬拉雅山岩鹽，是可行的選擇）
- 渦流處理機（可以攪動水，重組水的結構）

# 19

# 我們該吃什麼？為什麼要吃？

## 蛋白質

你會發現，我不建議任何動物性來源的食物，除了偶爾吃有機的放牧雞蛋。書中的其他章節談到，如果你吃肉，要確保是有機、人道、草飼的牲口或是放養的雞。別吃太多。

- 杏仁
- 各式豆類
- 鷹嘴豆或鷹嘴豆泥
- 雞蛋，完整、有機、放養；蛋黃盡量不要烹煮太久，甚至保持生的亦可，因為高溫會破壞營養成分
- 羽衣甘藍

- 小扁豆
- 南瓜子
- 藜麥
- 海藻，例如海苔、昆布、石蓴
- 葵花籽
- 有機三穀製成的天貝

# 優質脂肪

　　脂肪有益健康，前提是取得良好的脂肪。人體不會自行生成必需脂肪酸，須從飲食與適當的補充品中取得。別忘了，脂肪不僅存在於油，也存在於蔬菜、堅果，這些來源可能是最健康的。

- 杏仁與杏仁醬
- 酪梨
- 新鮮研磨奇亞籽
- 椰子油
- 冷壓初榨橄欖油
- 冷壓有機亞麻籽油
- 新鮮現磨亞麻籽
- 生牛奶或牛油，非巴斯德殺菌法，來源為有機草飼羊或牛
- 印加果油
- 核桃

# 礦物質

　　即使礦物質不是活生生的物質，最好還是從有生命的食物中取得。我們需要礦物質來確保活力與健康。人類的總身體質量中，約四％是由礦物質構成的，主要是鈣、鉀、鎂、磷、鈉與硫。

- 苜蓿芽
- 青花菜
- 高麗菜
- 大蒜
- 榛果
- 羽衣甘藍

- 天然粗鹽，如喜馬拉雅山鹽 或凱爾特海鹽
- 燕麥

- 海藻，如海帶芽、海苔或海帶
- 葵花籽

## 鈣

對骨骼與牙齒很重要，在神經傳導、細胞傳導、肌肉（包括心臟）與生殖功能上，也扮演重要角色。如果身體遇到酸中毒的狀況，鈣就是主要的緩衝後援系統。

- 杏桃
- 球芽甘藍
- 冬南瓜
- 高麗菜
- 甜菜葉
- 蒲公英葉
- 無花果

- 海帶
- 開心果
- 李子
- 芝麻或芝麻醬
- 菠菜
- 蕪菁

## 鎂

人體的每個細胞裡都有鎂；對三磷酸腺苷（ATP）的生物活性及 DNA 與 RNA 合成很重要。負責細胞的養分吸收，協助脂肪代謝，調節激素和胰島素。

- 蘆筍
- 酪梨
- 香蕉
- 甜菜葉
- 巴西堅果
- 糙米（適量）

- 腰果
- 奇異果
- 豌豆
- 李子乾
- 南瓜

## 鉀

對所有細胞功能都很重要，負責神經與肌肉細胞之間的傳導。液體與電解質平衡需要鉀，會直接影響血壓及 pH 值的控制。

- 橡子南瓜
- 青花菜
- 高麗菜
- 胡蘿蔔
- 櫻桃

- 黑醋栗
- 奇異果
- 白色蘑菇
- 花生
- 地瓜

## 鐵

對血液中的氧氣運輸，以及粒線體把碳水化物轉化成三磷酸腺苷等重要生物作用來說，鐵是不可或缺的礦物質。對體內的抗氧化等作用所需的酶而言，鐵也是很重要的一分子。

- 椰子
- 豆科（豆類與豌豆）
- 夏威夷豆
- 燕麥（傳統鋼切）
- 藜麥

- 葡萄乾
- 芝麻
- 日曬番茄乾
- 甜菜葉
- 水田芥

## 銅

銅有助於調節膽固醇（重要的類固醇激素與細胞膜構成原料）、葡萄糖代謝、對抗感染、組織修補，也可以中和並清除自由基。

- 杏桃
- 腰果
- 椰子
- 榛果
- 羽衣甘藍

- 桃子
- 胡桃
- 波特菇
- 香菇
- 核桃

## 鋅

鋅是重要的微量元素。在生物上扮演的角色，從 RNA 與 DNA 的代謝，到生殖器官的發育都很重要。在一百多種重要的酵素之中，具有結構與生化上的功能。

- 蘆筍
- 豌豆
- 香茅
- 大白菜
- 燕麥

- 胡桃
- 李子乾
- 南瓜子
- 香菇
- 菠菜

## 磷

大自然在許多食物中都提供磷。DNA 與 RNA 的基本結構是由磷構成，細胞膜也以磷為主要結構元素。磷能開啟與關閉酵素活動，有助於強化骨骼，在體內具有許多其他作用。

- 苜蓿芽
- 酪梨
- 青花菜
- 芹菜
- 奇亞籽

- 奇異果
- 開心果
- 水田芥
- 野生米
- 櫛瓜

## 錳

必備的基本元素，是一種會與多種活性酶結合的輔因子，能協助許多人體功能。不少重要的抗氧化物必須仰賴錳才能發揮功用，負責維護肝臟、腦與骨骼健康。

- 藍莓

- 各色辣椒

- 寬葉羽衣甘藍
- 黑醋栗
- 茄子
- 大蒜

- 葡萄
- 韭蔥
- 南瓜子
- 覆盆莓

## 硒

　　心臟、血液、腦與甲狀腺不可或缺的元素。證據顯示，硒可以提高抗氧化物的活性。

- 蘆筍
- 巴西堅果
- 青花菜
- 球芽甘藍
- 椰子

- 大蒜
- 葡萄柚
- 蕈菇（香菇、波特菇）
- 菠菜
- 葵花籽

# 維生素

## 維生素 A

　　脂溶性維生素，對於視力健康、皮膚、抗氧化功能與免疫系統的修護很重要。

- 酪梨
- 甜椒

- 哈密瓜
- 胡蘿蔔

- 辣椒（尤其是橘色、紅色、黃色，顏色越鮮豔，含有越多 β 胡蘿蔔素）
- 魚肝油
- 寬葉羽衣甘藍
- 芒果
- 有機草飼牛油
- 有機放牧雞蛋，煮到蛋黃仍可流動（甚至可生食）
- 菠菜
- 地瓜

## 維生素 B 群

由八種化學成分不同的水溶性維生素所構成的族群，遍及植物與動物界，在健康的細胞功能與生物功能中，扮演關鍵角色。維生素 B 群對良好的健康來說，有說不完的好處。

- 糙米（適量）
- 高麗菜
- 發酵食物，如韓式泡菜、德式酸菜，部分自製泡菜，以及傳統優格
- 豆科植物
- 營養酵母
- 堅果，如杏仁、巴西堅果、腰果
- 花生
- 藜麥
- 種子，如奇亞籽、葵花籽等
- 野菇

## 維生素 C

水溶性的重要養分主要出現在柑橘類水果，但不僅限於此。維生素 C 負責人體重要的酵素反應，與膠原形成有關，在維持

人體功能上也扮演重要角色，比如免疫、抗組織胺、抗氧化、毛細血管等功能。

- 青江菜
- 青花菜
- 球芽甘藍
- 柑橘類水果（橘子、柳橙、檸檬等）
- 奇異果
- 木瓜
- 甜椒與辣椒
- 鳳梨
- 覆盆莓
- 草莓

## 維生素 D

維生素 D 主要是皮膚照到陽光之後，由皮膚底下的膽固醇合成而來。對於重要的生物機能來說，維生素 D 相當重要，足以影響鈣質與磷酸鹽在腸道中的吸收、骨骼與神經肌肉的健康，以及免疫系統健康等許多重要的任務。是控制所有癌症最重要的營養素。

- 某些菇類，包括雞油菌、秀珍菇、波特菇、香菇與褐菇（最好照射過 UVA ／ UVB）

## 維生素 E

負責抗氧化活動、組織修復、神經功能等。

- 杏仁
- 酪梨
- 巴西堅果
- 奇亞籽
- 魚肝油
- 冷壓初榨橄欖油
- 新鮮研磨亞麻籽
- 花生醬
- 藜麥
- 葵花籽
- 核桃

## 維生素 K

主要是由腸道細菌負責啟動，對凝血、骨骼與心血管健康很重要。

- 羅勒
- 甜菜葉
- 青江菜
- 青花菜
- 球芽甘藍
- 羽衣甘藍
- 南瓜子
- 菠菜
- 蕪菁

# 鹼性食物

- 蔥屬，包括洋蔥、大蒜、細香蔥、紅蔥頭、韭蔥
- 杏仁
- 蘋果醋
- 莓果
- 辣椒

- 柑橘類（新鮮）
- 十字花科蔬菜，如青花菜、高麗菜、花椰菜
- 瓜科，如小黃瓜、西瓜、南瓜、哈密瓜
- 葉菜類，如羽衣甘藍、紅葉萵苣、蘿蔓萵苣、薄荷、洋香菜
- 香草，如鼠尾草、奧勒岡（牛至）、羅勒等
- 喜馬拉雅鹽
- 海藻
- 香料，如薑、肉桂、芥末、薑黃、咖哩
- 芽菜

## 纖維

有些纖維能幫助消化道妥善地運作，有些則是由微生物消化，經過發酵，變成有生物活性的化合物。無論是哪一種纖維，人類都需要。

- 所有的完整蔬菜水果
- 蘋果
- 豆類
- 奇亞籽
- 鷹嘴豆
- 椰子（完整）
- 新鮮研磨亞麻籽
- 燕麥
- 南瓜子
- 藜麥
- 核桃

# 排毒食物

人體演化出非常有效的機制，排除毒素、廢物、代謝的殘屑。某些食物含有能夠大力協助這些機制的化合物與元素。

- 各種蔬果
- 莓果類，如蔓越莓、藍莓與黑莓
- 辣椒
- 發酵食物，如韓式泡菜、德式酸菜與克菲爾發酵乳
- 大蒜
- 綠葉蔬菜，如寬葉羽衣甘藍、芥菜、蒲公英葉與甜菜
- 香草類，如奧勒岡（牛至）、芫荽、羅勒、薄荷與洋香菜
- 生蘋果醋
- 海藻
- 芽菜
- 薑黃

# 抗氧化物

這些食物可對抗自由基帶來的有害氧化作用。

- 朝鮮薊心
- 酪梨
- 豆類
- 莓果類，如藍莓與覆盆莓
- 蔓越莓
- 奧勒岡（牛至）
- 胡桃
- 石榴

- 李子乾
- 藜麥

- 香料，如丁香、孜然、肉桂、咖哩、薑黃與香草

## 抗發炎食物

壓力與缺水會引發慢性發炎，造成慢性疾病。以下食物能幫助身體消炎，養護受損的部位。

- 蔥屬，如洋蔥、大蒜、韭蔥
- 冷壓初榨橄欖油
- 發酵食物，如傳統優格與克菲爾發酵乳
- 新鮮研磨的亞麻籽
- 薑

- 綠茶
- 榛果
- 夏威夷豆
- 迷迭香
- 海藻，如昆布、海苔、海帶
- 薑黃

## 益生元

這些食物能打造出有利的環境，是有益人體健康的微生物生存所必需。

- 龍舌蘭糖漿
- 蔥屬，如韭蔥、洋蔥與大蒜

- 蘋果
- 蘆筍

- 香蕉
- 十字花科蔬菜，如高麗菜、青花菜和羽衣甘藍
- 綠葉蔬菜，如蒲公英葉、甜菜、芥菜、莧菜和寬葉羽衣

甘藍
- 燕麥
- 木瓜
- 藜麥
- 核桃

# 益生菌

發酵是長期保存食物的古老作法，還可為腸胃道帶來不可或缺的益菌叢。

- 蘋果醋
- 發酵食物，例如德式酸菜
- 韓式泡菜
- 康普茶
- 味噌

- 橄欖
- 原味傳統克菲爾發酵乳
- 原味傳統優格
- 生的或低溫加工的可可豆
- 天貝

# 支援免疫系統

有些食物可提供必需營養素，以及非必需卻很重要的分子；這些分子對啟動與調節身體防禦系統很重要。

- 蘆薈
- 紫錐花
- 大蒜
- 薑
- 金印草

- 菇蕈類，特別是香菇與雲芝
- 洋蔥
- 在地生產的有機生蜂蜜
- 含氧的鹼性食物（參見第262頁）

## 有益大腦的食物

大腦是人體最具代謝活性的器官，堪稱是最重要的器官（至少大腦如此認為）。大腦需要很多種營養素，才能適當運作。

- 藍莓
- 巴西堅果
- 椰子油
- 魚肝油
- 綠茶

- 堅果類，如榛果、夏威夷豆、胡桃與核桃
- 藜麥
- 迷迭香

## 有益血液的營養素

這些食物能協助製造新血，也可支持負責過濾與清理血液的器官。

- 蔥屬,如韭蔥、大蒜與洋蔥
- 甜菜
- 奇亞籽
- 辣椒
- 芫荽
- 柑橘類
- 椰子水
- 冷壓有機穀類草汁,如小麥草、大麥草與卡姆小麥草
- 洋香菜
- 石榴
- 海藻,如海苔、海帶、海帶芽

## 壓力處理

大腦與腎上腺尤其能幫助我們處理壓力,因此我們需要能支持這些器官運作的食物。

- 洋甘菊
- 人蔘
- 甘草根
- 百香果
- 生堅果與種子,如杏仁、胡桃、巴西堅果與葵花籽
- 五味子
- 美黃岑
- 聖約翰草
- 纈草

## 提升活力

這些食物能為身體提升活力,讓你感覺到平衡與力量。

- 蘋果醋
- 辣椒
- 人蔘
- 綠茶
- 韓式泡菜
- 在地生蜂蜜

- 藜麥
- 靈芝
- 芽菜，如豆芽、青花菜苗、苜蓿芽
- 瑪黛茶

## 關節

下列食物可支持軟骨、滑液、膠原，以及其他與關節相關的結構，同時也可消炎並增加血液流動。

- 酪梨
- 胡椒
- 辣椒
- 椰子油
- 魚肝油
- 冷壓初榨橄欖油

- 薑
- 堅果（最好浸泡過或已發芽）
- 鳳梨
- 薑黃

## 性生活

身體不健康的時候，性欲就會消失。科學家已在實驗室中證

明植物營養素可支持性欲。

- 酪梨
- 可可
- 葫蘆巴籽
- 大蒜
- 人蔘

- 南瓜子
- 藜麥
- 在地產生蜂蜜
- 香草

## 皮膚

無論是局部不適或體內疾病，都會很快反應在皮膚上，食物代謝之後也會在體表產生影響。

- 杏仁
- 酪梨
- 莓果類，如藍莓與草莓
- 巴西堅果
- 柑橘類水果

- 椰子油
- 魚肝油
- 南瓜子
- 藜麥
- 芝麻油

## 眼睛

下列食物提供的植物營養素，可保護眼睛與周圍的神經。

- 酪梨
- 山桑子
- 藍莓
- 小米草
- 茴香
- 葡萄籽

- 綠色葉菜類，如羽衣甘藍、蒲公英葉與蘿蔓萵苣
- 綠茶
- 奶薊
- 番紅花
- 番茄

# 肌肉

骨骼與關節的健康得靠骨骼肌肉來維持，而和身體質量有關的代謝，也和肌肉健康有直接的關聯。

- 杏仁
- 巴西堅果
- 奇亞籽
- 有機放牧飼養的蛋
- 大蒜
- 綠色葉菜類，如羽衣甘藍、

- 菠菜
- 胡桃
- 松花粉
- 南瓜子
- 藜麥
- 核桃

# 十字花科蔬菜

十字花科蔬菜含有大量的纖維與豐富的維生素 C。許多植物

營養素只存在於十字花科蔬菜。

- 芝麻葉
- 青江菜
- 青花菜
- 球芽甘藍
- 高麗菜

- 花椰菜
- 寬葉羽衣甘藍
- 羽衣甘藍
- 芥菜
- 水田芥

## 優質莓果

提供營養、保護力、平衡，也有助排毒；新研究持續提供我們更多的證據，說明莓果的好處多多。此外，莓果很好吃。

- 巴西莓
- 黑莓
- 藍莓
- 蔓越莓
- 枸杞

- 燈籠果
- 桑椹
- 覆盆莓
- 草莓

## 優質堅果

堅果會讓人發胖是過時的觀念。現在我們知道，堅果可提供

優質脂肪與其他營養素，並維持心血管系統、新陳代謝的健康，甚至有助於體重管理。每天吃堅果的人，比不吃的人更長壽。盡量生吃，讓堅果發芽或先浸泡過。

- 杏仁
- 巴西堅果
- 腰果
- 椰子
- 榛果

- 夏威夷豆
- 胡桃
- 松子
- 開心果
- 核桃

## 優質豆科植物

這些營養密度高的食物可應用許多方式料理：發芽、發酵、乾燥、烤、水煮。有益消化、心血管、神經、肝臟與細胞健康。有人怕吃豆子會放屁。別幼稚了！

- 黑豆
- 鷹嘴豆
- 蠶豆
- 腰豆
- 小扁豆

- 綠豆
- 白腰豆
- 花生
- 豌豆
- 大豆（有機，非基改）

# 優質種子

種子是大自然的營養倉庫，包含所有的基本元素，可滋養人體，維持適當功能。種子富含礦物質、維生素及植物化合物。

- 可可（生巧克力其實是種子）
- 奇亞籽
- 新鮮研磨亞麻籽
- 燕麥
- 石榴子
- 南瓜子
- 藜麥
- 芝麻
- 葵花籽

# 優質綠葉蔬菜

大自然最豐富的色彩是綠色，無怪乎大自然營養密度最高的食物有一部分就是綠葉蔬菜。葉菜很容易買到、價廉物美又容易料理，轉化了太陽的能量，結合氧、水與礦物質，能幫助我們解毒、補充營養、強化健康與預防疾病。

- 芝麻葉
- 青江菜
- 芫荽
- 寬葉羽衣甘藍
- 蒲公英葉
- 羽衣甘藍
- 萵苣
- 芥菜
- 菠菜
- 水田芥

# 抗癌食物

- 蔥屬，如大蒜、洋蔥與細香蔥
- 所有葉菜類，如羽衣甘藍、菠菜等
- 豆類，如黑豆、四季豆、腰豆與綠豆
- 莓果類
- 穀類的草，如小麥草、大麥草等
- 發酵食物，如優格、克菲爾發酵乳與韓式泡菜
- 堅果，如杏仁、巴西堅果等
- 藜麥
- 香料，如咖哩、薑黃與薑
- 地瓜
- 茶，如綠茶、博士茶

# 有益心臟的食物

- 酪梨
- 莓果
- 胡蘿蔔
- 富含脂肪的魚類，如沙丁魚、鯡魚、鯷魚
- 新鮮研磨的亞麻籽
- 豆科植物
- 堅果
- 燕麥
- 橄欖油
- 菠菜

# 抗高血壓的食物

- 蘋果
- 甜椒
- 高麗菜
- 芹菜汁（熱）
- 大蒜
- 綠色葉菜
- 奇異果

- 菠菜
- 草莓
- 地瓜
- 天貝
- 生番茄
- 西瓜

# 預防胃灼熱的食物

- 蘆薈
- 蘋果醋
- 水梨
- 香蕉
- 糙米

- 芹菜與芹菜汁
- 薑
- 鳳梨
- 水

# 顏色漂亮的食物

顏色是很可靠的指標，代表食物的營養素、多酚、抗氧化物含量都很高。每一種顏色都應該吃一些，吃出彩色人生！

## 紅色食物

- 甜菜
- 甜椒
- 櫻桃
- 辣椒
- 蔓越莓
- 石榴
- 覆盆莓
- 紅蘋果
- 紅豆
- 草莓
- 番茄
- 西瓜

## 橙色食物

- 杏桃
- 甜椒
- 哈密瓜
- 胡蘿蔔
- 柑橘類，如柳橙、橘子
- 有機自然放養的蛋類，蛋黃不要煮熟
- 芒果
- 油桃
- 木瓜
- 桃子
- 各式南瓜
- 地瓜
- 山藥

## 黃色食物

- 香蕉
- 有機草飼奶油
- 鷹嘴豆
- 玉米
- 葡萄柚
- 檸檬

- 桃子
- 鳳梨
- 馬鈴薯
- 蕪菁甘藍／蕪菁

- 香料，如番紅花、孜然、薑黃與薑
- 南瓜

## 藍色與紫色食物

- 黑莓
- 黑醋栗
- 藍玉米
- 紫皮馬鈴薯
- 藍莓
- 茄子
- 無花果

- 葡萄
- 李子
- 紫高麗菜
- 紫山藥
- 菊苣
- 紅蔥頭（紫色種）
- 蕪菁

# 常見優質香料

香料是最早的超級食物。時至今日，香料在部分地區仍保有神聖的地位。香料有抗菌、抗微生物、抗黴、抗發炎、抗氧化與修復的功能，人類也持續發現許多香料具有新功用。

- 小豆蔻
- 辣椒粉

- 肉桂
- 丁香

- 咖哩
- 大蒜
- 薑
- 芥末

- 天然鹽，如喜馬拉雅鹽或凱爾特海鹽
- 薑黃

## 優質的常見香草

香草是天然藥物，在世界各地都有數千年的應用歷史，可用來支持人體、排毒、調整與滋養特定的器官、組織與系統。

- 羅勒
- 洋甘菊
- 芫荽
- 蒔蘿
- 薄荷

- 奧勒岡（牛至）
- 迷迭香
- 鼠尾草
- 龍蒿

## 健康的甜味劑

我們的基因已設定好對甜味的喜愛，而食品工業又進一步濫用。但我們有一些健康的替代選擇，可取代糖、高果糖、米糖漿。

- 龍舌蘭糖漿，生的、有機的，最好選擇齒牙龍舌蘭（Agave salmiana）
- 上等黑糖蜜
- 椰子糖
- 椰棗糖
- 在地生產的有機蜂蜜
- 羅漢果
- 楓糖漿（B 等級，以傳統方式採集並製作）
- 甜菊
- 雪蓮果糖漿

## 水之外的健康飲品

- 椰奶與椰子水
- 從完整水果新鮮現榨的果汁／果昔
- 綠茶
- 現打綠色蔬菜汁
- 香草茶
- 克菲爾發酵乳，以水或全脂有機生乳製作
- 康普茶
- 堅果與種子乳，如燕麥奶、杏仁奶、大麻籽奶

## 營養密度高的超級食物

種類繁多，但我最喜歡下列這些：

- 巴西莓
- 西印度櫻桃
- 海藻，如藍綠藻、綠球藻、螺旋藻

- 蘆薈
- 餘甘子
- 印度人參
- 黃耆
- 猴麵包
- 可可
- 卡姆果
- 枸杞

- 燈籠果
- 印加蘿蔔
- 辣木
- 菇蕈類，如白樺茸、靈芝、舞菇、冬蟲夏草
- 紅景天
- 印加果
- 東革阿里

# 20

# 達倫的十日飲食計畫

　　首先從一日三餐、外加一份點心開始著手。等你習慣了這種飲食方式，就能依照自己的菜單與食譜展開飲食計畫。

## 第一日

## 第二日

## 第十日

# 第一日

## 早餐

### 活力藜麥粥

**材料（可做 1 份）**

發芽藜麥或鋼切燕麥 ½ 杯，洗淨塵土與過多的澱粉，然後烹煮

生可可碎粒 2 小匙

生可可粉 1 小匙

瑪卡粉 ½ 小匙

肉桂粉 ½ 小匙

少許哈瓦那辣椒粉（可省略）

杏仁奶（作法參見第 324 頁）、椰奶（第 324 頁）或椰子水 ½ 杯

雪蓮果、龍舌蘭糖漿或生蜂蜜 1 大匙，若想要低糖與低熱量，可用甜菊

**作法**

把所有材料放進大碗混合即可。

> 每份：288 大卡。5 克脂肪、52 克碳水化合物、8 克蛋白質

## 午餐

### 彩虹沙拉

**材料（可做 2 份）**

蘿蔓萵苣 1 杯

羽衣甘藍 1 杯

紅葉萵苣 1 杯

青花菜 ½ 杯

紅甜椒 ½ 杯

黃甜椒 ½ 杯

韓式泡菜（發酵高麗菜）1 大匙

小黃瓜 ½ 杯

祖傳番茄 ½ 杯

發芽或浸泡過的杏仁（第 323 頁）1 大匙

**淋醬：**

烤芝麻油 2 大匙

鷹嘴豆味噌醬 1 小匙

胺基調味醬 2 大匙

酪梨 1 顆

蘋果醋 2 大匙

檸檬 1 個擠成汁

**作法**

把沙拉材料放進碗中，再把淋醬淋在堆得高高的沙拉材料上，拌一下。

每份：447 大卡。32 克脂肪、39 克碳水化合物、12 克蛋白質

## 點心

### 活力綜合堅果

**材料（可做 ¼ 杯）**

堅果 ½ 杯（浸泡過或發芽的生腰果、生杏仁、生核桃，或綜合堅果）

枸杞或蔓越莓乾 2 大匙

可可碎粒 2 大匙

燈籠果或切塊棗子 2 大匙

喜馬拉雅鹽 ½ 小匙

**作法**

在碗中混合，多做一些，之後可當點心。

每份：198 大卡。12 克脂肪、19 克碳水化合物、6 克蛋白質

## 晚餐

### 羽衣甘藍、種子、番茄與天貝

**材料（可做 2 份）**

有機三穀物天貝 1 條，切片

芝麻油或椰子油，炒菜用

羽衣甘藍葉 8–10 大片，切碎

蘿蔓萵苣 ½ 杯，切碎

8 個李子或 1 個中型番茄，切碎

紅洋蔥 ½ 杯，切碎

新鮮羅勒 1 杯，略切

新鮮芫荽 ½ 杯，略切

核桃 2 大匙

蘋果 ½ 杯，切塊

芝麻油或酪梨油 ½ 杯

喜馬拉雅鹽 ½ 小匙

綜合乾燥香草，隨意

**作法**

1. 以鹽調味天貝，用少許芝麻油或椰子油，兩面炒 3–5 分鐘。把天貝片切成一半。

2. 把羽衣甘藍、蘿蔓萵苣、番茄、紅洋蔥、羅勒、芫荽、蘋果與核桃放進中型碗。加點油、喜馬拉雅鹽與綜合香草。把沙拉拌幾下，加入天貝片。

> 每份：693 大卡。48 克脂肪、46 克碳水化合物、29 克蛋白質

> 本日總攝取量：1,625 大卡。97 克脂肪、155 克碳水化合物、53 克蛋白質

# 第二日

## 早餐

### 早安莓果

**材料（可做 1 份）**

季節綜合莓果（蔓越莓、草莓、藍莓、覆盆莓等等）2 杯

椰絲 ½ 杯

**淋醬：**

椰子水 ½ 杯

新鮮薄荷葉 2 大匙，切碎

腰果醬或椰子醬（椰子水與椰子肉混合）2 大匙

中型酪梨 1 個

**作法**

莓果洗淨，放入碗中。用食物調理機把醬汁原料打勻，在淋到莓果上。
最後灑上椰絲。

> 每份：451 大卡。27 克脂肪、49 克碳水化合物、11 克蛋白質

## 午餐

### 大力蛋白質羽衣甘藍沙拉

**材料（可做 1 份）**

羽衣甘藍 2 杯，切好

卡拉馬塔（kalamata）橄欖 5 顆

蔥 1 根，切碎

豆薯 ½ 杯，切丁

綜合青椒與紅甜椒 ½ 杯

酪梨 ½ 個，切片

松子 2 大匙

**淋醬：**

檸檬汁 ⅓ 杯

芝麻油或酪梨油 ⅓ 杯

洋蔥粉 1 大匙

水 ½ 杯

蒜粉 ½ 小匙

綜合乾香草，隨意

萬用調味粉（無鹽）

喜馬拉雅鹽

**作法**

把沙拉材料放入碗中。淋醬材料攪拌成柔順濃稠狀，將 2 大匙淋到沙拉上，再拌一下。

> 每份：288 大卡。18 克脂肪、37 克碳水化合物、6 克蛋白質

## 點心

### 杏仁椰棗球

**材料（可做2份）**

椰棗 3 個，壓成泥

杏仁醬 2 大匙

肉桂粉

### 作法

把材料混合起來壓成泥並搓成球，再撒上肉桂粉。

> 每份：189 大卡。8 克脂肪、31 克碳水化合物、5 克蛋白質

## 晚餐

### 天貝塔可餅

### 材料（2 份，每份三片塔可餅）

天貝 1 塊，切碎

紅甜椒與青椒各 ½ 杯，切碎

蔥 3 根，切碎

紅洋蔥 2 大匙，切碎

黃色南瓜 ½ 杯，切碎

波特菇 ¼ 杯，切碎

綠櫛瓜 ½ 杯，切碎

綜合乾香草，隨意

喜馬拉雅鹽 ½ 小匙，或酌量

發芽玉米餅皮 6 片

蘿蔓萵苣 ½ 杯，切碎

櫻桃番茄 5 個，切碎

胺基調味醬 1 大匙，或些許喜馬拉雅鹽

**作法**

1. 平底鍋淋一層椰子油，炒天貝、青椒與甜椒、蔥與洋蔥、南瓜、波特菇與櫛瓜，炒到軟。以香草與鹽調味。

2. 把蔬菜綜合餡料填入墨西哥薄餅皮，在普通烤箱中以攝氏 150 度烤十分鐘，或以食物風乾機以攝氏 55 度烘一小時。

3. 放上萵苣、菇類、番茄與胺基調味醬或鹽。

每份：478 大卡。14 克脂肪、61 克碳水化合物、26 克蛋白質

本日總攝取量：1,520 大卡。77 克脂肪、184 克碳水化合物、50 克蛋白質

# 第三日

## 早餐

### 一日序曲綠拿鐵

**材料（可做1份）**

冷凍大香蕉 ½ 根

冷凍芒果 ½ 杯

新鮮菠菜 1 杯（加點羽衣甘藍，可以多攝取一些蛋白質）

藍莓 ½ 杯

杏仁奶（第 324 頁）、椰奶（第 324 頁）或椰子水 1 杯

浸泡過的奇亞籽 2 大匙（第 325 頁）

冰塊 2 個

肉桂粉少許

**作法**

把杏仁奶和冰塊放進食物調理機攪拌，再加入其他材料打勻。

每份：292 大卡。13 克脂肪、43 克碳水化合物、8 克蛋白質

## 午餐

### 藜麥沙拉佐香草堅果

**材料（可做2份）**

熟藜麥 2 杯

胡桃 ½ 杯（可以松子或杏仁代替）

新鮮薄荷 ½ 杯，切碎

新鮮洋香菜 ½ 杯，切碎

蔥 3 根，切珠

椰子油或酪梨油 1 大匙

檸檬或萊姆汁 1 大匙

蒜粉 1 小匙

喜馬拉雅鹽 ½ 小匙

黑胡椒，適量

**作法**

把所有材料放進碗中，拌一下。可加點枸杞或蔓越莓乾，增加甜味。

每份：525 大卡。31 克脂肪、13 克碳水化合物、6 克蛋白質

## 點心

### 啟動腦力綜合堅果

**材料（可做 1 份）**

腰果 10 顆，浸泡過

杏仁 12 顆，浸泡過或發芽

核桃 5 個，浸泡過

蔓越莓或切碎的椰棗（可省略）

**作法**

混合後即可享用。

每份：363 大卡。31 克脂肪、16 克碳水化合物、13 克蛋白質

## 晚餐

### 檸汁醃菇佐野菜沙拉

**材料（可做1份）**

波特菇1杯，切好（或採用本地產的當季品種，如雲芝、金針菇、秀珍菇、洋菇、香菇、雞油菌、舞菇）

大顆檸檬 2–3 個，擠成汁

喜馬拉雅鹽 ½ 小匙

熟藜麥 1 杯

苜蓿芽 ½ 杯

**沙拉：**

綜合綠葉蔬菜 2 杯（菠菜、菊苣、水田芥、蒲公英葉等）

鮮薑絲 1 大匙

初榨有機橄欖油或烤芝麻油 ½ 大匙，或自行製作喜愛的淋醬

胡蘿蔔 ½ 杯，發酵或新鮮皆可

甜菜 ½ 杯，發酵或新鮮皆可

四季豆 ½ 杯，發酵或新鮮皆可

喜馬拉雅鹽 ½ 小匙，隨意

**作法**

1. 把切好的菇類、檸檬汁與喜馬拉雅鹽在碗中混合，讓菇類吸收檸檬汁。

2. 依照藜麥的包裝指示烹煮，放上菇類，再放上芽菜，靜置一旁。

3. 把所有沙拉材料放進碗中，搭配檸汁醃菇食用。

每份：544 大卡。18 克脂肪、84 克碳水化合物、42 克蛋白質

本日總攝取量：1,724 大卡。92 克脂肪、196 克碳水化合物、48 克蛋白質

# 第四日

## 早餐

### 鋼切燕麥的晨喚

**材料（可做2份）**

鋼切燕麥、苔麩或福尼奧米（fonio）1 杯

杏仁奶 1 杯（第 324 頁）

浸泡過的奇亞籽 2 大匙（第 325 頁）

肉桂粉 ½ 小匙

香草精 ½ 小匙

龍舌蘭糖漿、蜂蜜、雪蓮果糖漿或甜菊 1 大匙

杏仁、腰果或開心果 2 大匙

莓果 ½ 杯

香蕉 ½ 根，切片（可省略）

**作法**

1. 把前六種材料放入碗中，好好混合，放室溫冷卻，或放進冰箱。

2. 冷了之後加入堅果、莓果，如有香蕉也可加入。

> 每份：310 大卡。14 克脂肪、42 克碳水化合物、9 克蛋白質

# 午餐

## 清冰箱沙拉

### 材料（可做1份）

菠菜 ½ 杯

羽衣甘藍 ½ 杯

甜櫻桃番茄 10 個，對切

胡蘿蔔絲 ½ 杯

蘿蔓萵苣 ½ 杯

豆薯 ½ 杯，切碎

紅甜椒與黃甜椒各 ½ 杯，切碎

2 小匙核桃

酪梨 ½ 個，切碎

切好的紅洋蔥 ½ 杯

切好的小黃瓜 ½ 杯

**淋醬（約可做 1 杯）：**

蘋果醋 ½ 杯

椰棗 1 顆，壓泥

喜馬拉雅鹽 ½ 小匙

綜合乾香草 ½ 小匙，隨意

酪梨油、椰子油或芝麻油 ½ 杯

### 作法

將所有沙拉材料放到碗中，淋醬材料放入食物調理機打勻，或用手持攪拌棒混合。加 2 大匙淋醬在沙拉上。

> 每份：358 大卡。21 克脂肪、49 克碳水化合物、10 克蛋白質

## 點心

### 浩克點心

**材料**

杏仁醬 ½ 杯

螺旋藻 1 大匙

浸泡過的奇亞籽 2 大匙（第 325 頁）

青蘋果 1 個，切片

肉桂粉 ¼ 小匙

**作法**

把杏仁醬、螺旋藻、奇亞籽與肉桂粉混合好。將一半的醬料抹到青蘋果片上，剩下一半下次吃或與人分享。

> 每份：363 大卡。21 克脂肪、15 克碳水化合物、24 克蛋白質

## 晚餐

### 綠豆捲餅

**材料**

綠豆 1 杯

水 3 杯

喜馬拉雅鹽 ½ 小匙

發芽玉米捲餅皮 6 大片

鷹嘴豆泥或素美乃滋 1 大匙

紅黃甜椒／青椒 ½ 杯，切碎

黃南瓜／櫛瓜 ½ 杯，切碎

番茄 ½ 個，切碎

羽衣甘藍 ½ 杯

酪梨 1 個

**作法**

1. 用鍋子將水煮沸。加入綠豆與鹽，以文火煮軟，約二十五到三十分鐘。將兩、三大匙靜置一旁，剩下的儲存起來，供日後使用。

2. 烤箱預熱到攝氏 150 度。加熱捲餅約一、兩分鐘。

3. 取出捲餅，塗上薄薄一層鷹嘴豆泥或素美乃滋。再層層放上 2 大匙綠豆、胡椒、南瓜、番茄和羽衣甘藍。捲起來，用一張錫箔紙包緊捲餅，固定內容物。

4. 用普通烤箱以攝氏 150 度烤二十到三十分鐘。

5. 取出捲餅，加入酪梨片。

> 每份：376 大卡。16 克脂肪、50 克碳水化合物、12 克蛋白質（包含晚餐或當天搭配的生菜沙拉）

> 本日總攝取量：1,407 大卡。71 克脂肪、167 克碳水化合物、56 克蛋白質

# 第五日

## 早餐

### Shakeology的雙倍巧克力活力綠拿鐵

**材料（可做1份）**

椰子水或椰奶 1–2 杯（第 324 頁）

冰塊 2–3 個

Shakeology 全素巧克力粉 1 大匙

可可碎粒 1 大匙

浸泡過的奇亞籽 2 大匙（第 325 頁）

浸泡過的杏仁（第 323 頁）或杏仁醬 1 大匙

酪梨 ½ 個

香蕉 ½ 根、椰棗 2 個或 ¼ 杯莓果，可酌量增加更多甜味

**作法**

材料全部放進食物調理機或 Vitamix，打成稠度適中的糊狀。

> 每份：667 大卡。35 克脂肪、71 克碳水化合物、29 克蛋白質

## 午餐

### 羽衣甘藍與海藻沙拉

**材料**

羽衣甘藍葉 8–10 大片，切碎

海藻 ½ 杯或 2 片海苔，切成小方形

小番茄 10 個，切半

紅洋蔥 ½ 個，切碎

新鮮薄荷／蒔蘿 2 大匙，切碎

冷壓初榨橄欖油 1 大匙

蘋果醋 ½ 小匙

芥末 1 小匙

少許紅辣椒片

橄欖（卡拉馬塔橄欖或其他喜歡的種類皆可）5 個，去籽、切碎

腰果 2 大匙（可省略）

**作法**

1. 把羽衣甘藍放進碗中，加入海藻、番茄、洋蔥、薄荷。

2. 製作淋醬時，把橄欖油、蘋果醋與芥末混合，加到沙拉上，拌幾下，再加入橄欖與紅椒片。可隨喜好加腰果，這樣能多攝取一些蛋白質。

每份：408 大卡。26 克脂肪、50 克碳水化合物、8 克蛋白質

## 點心

### 香蕉佐杏仁醬

**材料**

香蕉 1 根

生杏仁醬 2 大匙

**作法**

香蕉沾杏仁醬。

> 每份：301 大卡。16 克脂肪、37 克碳水化合物、37 克蛋白質

## 晚餐

### 青花菜藜麥餐

**材料（可做1份）**

發芽藜麥 1 杯

喜馬拉雅鹽 ½ 小匙

椰子油 1 大匙

青花菜 2 杯，蒸過

胺基調味醬 1 大匙

營養酵母 1 大匙

**作法**

藜麥依照包裝指示，清洗與烹煮。加入喜馬拉雅鹽與椰子油，放上蒸好的青花菜，淋上胺基調味醬，再撒上營養酵母。拌好之後即可享用。

> 每份：431 大卡。56 克脂肪、53 克碳水化合物、19 克蛋白質

> 本日總攝取量：1,807 大卡。96 克脂肪、215 克碳水化合物、66 克蛋白質

# 第六日

## 早餐

### 當季水果盅

**材料（可做1份）**

覆盆莓 ½ 杯

黑莓 ½ 杯

草莓 ½ 杯

藍莓 ½ 杯

肉桂粉 ½ 小匙

浸泡過的奇亞籽 2 大匙（第 325 頁）

**作法**

把莓果放進碗中混合，撒上肉桂粉，再加入奇亞籽。

每份：202 大卡。10 克脂肪、28 克碳水化合物、6 克蛋白質

## 午餐

### 藜麥和羽衣甘藍的絕配

**材料（可做1份）**

水 2 杯

藜麥 1 杯

青花菜 1 杯

羽衣甘藍 2 杯

椰子油 1 大匙

酪梨 ½ 個

喜馬拉雅鹽 ½ 小匙

**作法**

1. 藜麥依照包裝指示清洗與烹調。

2. 羽衣甘藍和青花菜加入煮好的藜麥，燜 2–3 分鐘以上。如果羽衣甘藍和青花菜需要更多時間，則離火再燜一下。

3. 加入椰子油和酪梨混合，撒上喜馬拉雅鹽。

> 每份：558 大卡。31 克脂肪、65 克碳水化合物、16 克蛋白質（搭配此餐或當天吃的生沙拉計算）

## 點心

### 午後提神的香濃奶昔

**材料**

椰奶 ½–1 杯（第 324 頁）

新鮮椰子水 ½ 杯

冰塊 4–5 個

浸泡過的奇亞籽 2 大匙

浸泡過的腰果 2 大匙

抹茶粉 ½ 小匙（或 ½ 杯泡好並放涼的綠茶）

**作法**

把所有材料放入食物調理機，打成均勻質地。

> 每份：580 大卡。50 克脂肪、30 克碳水化合物、13 克蛋白質

## 晚餐

### 去皮豌豆湯

**材料（可做2份）**

大蒜 1 瓣，切碎

中型黃洋蔥 1 個，切碎

酪梨油或椰子油 1 大匙

孜然 1 小匙

胺基調味醬 1 大匙

水 5 杯

去皮豌豆 1 杯

胡蘿蔔末 1 杯

大型地瓜 ½ 個，切塊

南瓜子 1 大匙

**作法**

1. 以酪梨油或椰子油炒蒜與洋蔥，加入孜然與胺基調味醬，混合均勻。
   加入水與去皮豌豆，煮滾，燜兩分鐘。離火，加蓋靜置一小時。

2. 加入其他食材，加蓋並以小火燜煮約兩小時。調味後撒上南瓜子裝飾。

> 每份：353 大卡。11 克脂肪、53 克碳水化合物、14 克蛋白質

> 本日總攝取量：1,693 大卡。101 克脂肪、175 克碳水化合物、48 克蛋白質

# 第七日

## 早餐

### 活力早餐奶昔

**材料（可做 1 份）**

浸泡過的杏仁 ½ 杯（第 323 頁）

生可可 1 大匙

酪梨 ½ 個

香蕉 1 根

新鮮羅勒葉 ½ 杯（隨喜）

新鮮薄荷葉子 2 大匙

水 8–12 盎司

冰塊 3–4 個

**作法**

1. 水和冰塊加入食物調理機，再加入其他材料，以高速打匀。

2. 杏仁、可可和酪梨熱量高，因此偶爾食用就好，端視於你的目標為何。薄荷和羅勒可讓此奶昔呈現好滋味，同時幫助消化。其他材料美味可口，營養密度高。香蕉和酪梨能提供濃稠質感。如果早上喜歡比較有綠色感覺的奶昔，可以不加可可。

> 每份：469 大卡。31 克脂肪、50 克碳水化合物、13 克蛋白質

## 午餐

### 鷹嘴豆泥捲

**材料（可做2份）**

紅洋蔥末，1 大匙

切過的青椒與紅甜椒各 ½ 杯

香菇 1 杯，切碎

商店購買的有機烤甜椒或原味鷹嘴豆泥 10 盎司

全穀類墨西哥餅皮大張一份或小張兩份

新鮮羽衣甘藍 1 杯，切碎

酪梨 ½ 個，切片

煮好的黑豆 ½ 杯（可增加蛋白質，亦可省略不用）

**作法**

1. 將洋蔥、青椒甜椒、香菇與鷹嘴豆泥混合好，與羽衣甘藍、酪梨一起放到墨西哥捲餅上，若有黑豆也一起加入，捲成捲餅。

2. 可以生吃，也可放入烤箱，以攝氏 90 度烤 5-10 分鐘。

> 每份：568 大卡。24 克脂肪、69 克碳水化合物、23 克蛋白質

## 點心

### 酪梨的美味新吃法

**材料（可做2份）**

中型酪梨 2 個

**莎莎醬（約可做 1 杯）：**

成熟的有機番茄 1 大個，切碎

芫荽 ½ 杯，略切

甜洋蔥 ½ 杯，切碎

萊姆 1 大匙，去皮切碎

墨西哥辣椒 1 根，切碎

**作法**

在中型碗裡把酪梨壓成泥。在另一個碗裡，混合莎莎醬的材料。把壓成泥的酪梨塗抹在有機發芽玉米餅皮上，略烤 22 分鐘或生吃，並搭配 ½ 杯新鮮莎莎醬。

> 每份：348 大卡。25 克脂肪、32 克碳水化合物、5 克蛋白質

## 晚餐

### 小扁豆沙拉

**材料（可做2份）**

乾燥小扁豆 1 杯

胡蘿蔔丁 1 杯

紅洋蔥丁 ½ 杯

青蔥絲 ⅓ 杯

大蒜 2 瓣，切末

月桂葉 1 片

乾燥百里香 ½ 小匙

現擠檸檬汁 2 大匙

芹菜末 ½ 杯

切好的新鮮芫荽 ½ 杯

喜馬拉雅 ½ 小匙鹽

綜合乾香草 ½ 小匙

酪梨油 ½ 杯

**作法**

1. 在炒鍋中加入小扁豆、胡蘿蔔、洋蔥、大蒜、月桂葉、百里香。

2. 加入充足的過濾水或蒸餾水，蓋過材料約半吋。煮滾，關小火，開蓋煮約 25 分鐘，直到小扁豆變軟，但不要軟爛。取出月桂葉。

3. 加入酪梨油、檸檬汁、芹菜、洋香菜、喜馬拉雅鹽與綜合香草。

4. 拌好，即可在室溫享用。

> 每份：427 大卡。28 克脂肪、38 克碳水化合物、10 克蛋白質
>
> 本日總攝取量：1,812 大卡。108 克脂肪、188 克碳水化合物、51 克蛋白質

# 第八日

## 早餐

### 活力旺鮮果昔

**材料（可做 1 份）**

冷凍大香蕉 ½ 根

冷凍草莓 3 個

新鮮洋香菜 ½ 杯（一把）

小黃瓜 ½ 根，切片

不甜的杏仁奶或椰奶 1 杯（第 324 頁）

少許肉桂粉

新鮮研磨亞麻籽 2 大匙

冰塊 4 個（若水果沒有結凍，可多加點冰塊）

**作法**

杏仁奶和冰塊加入食物調理機，之後再加入其他材料，打成均勻質地。

> 每份：216 大卡。10 克脂肪、32 克碳水化合物、7 克蛋白質

## 午餐

### 天貝沙拉

**材料（可做 1 份）**

天貝 4 盎司（約 120 公克），切成小方塊

有機鷹嘴豆 ½ 杯，洗淨煮熟（可用黑豆代替）

胡蘿蔔絲 ½ 杯

南瓜子 2 大匙

喜馬拉雅鹽 ½ 小匙

綜合乾香草或萬能調味料（無鹽）適量

洋香菜、蒔蘿、羅勒或芫荽 2 大匙，切碎

**淋醬（2 份）：**

素美乃滋 3 大匙（超市有售）

法國或第戎芥末醬 2 大匙

浸泡過的奇亞籽 2 大匙（第 325 頁）

蘋果醋 ¼ 杯

喜馬拉雅鹽 ½ 小匙

少許紅椒粉

少許綜合乾香草或萬能調味料（無鹽）

**作法**

1. 把天貝放進烤箱烤 5 分鐘。

2. 把鷹嘴豆或替代用的黑豆、胡蘿蔔與南瓜子放進中型碗。

3. 把所有淋醬材料放進碗中混合均勻，把 ¼ 杯淋醬加入沙拉，拌幾下。
   之後隨喜好，加入鹽和綜合乾香草。

4. 最後加入新鮮香草，並保留幾片葉子灑在最上面。

每份：627 大卡。32 克脂肪、53 克碳水化合物、37 克蛋白質

## 點心

### 杏仁醬天堂

**材料（可做7份）**

杏仁醬 ½ 杯

香草椰奶 ½ 杯：可自行製作喜歡的口味（第 324 頁），並以香草調味

椰子糖 1 大匙（龍舌蘭糖漿或蜂蜜亦可）

肉桂粉 ½ 小匙

喜馬拉雅鹽少許

青蘋果 1 個，切片，或四根芹菜梗（可以用自己喜歡的蔬果替代）

**作法**

把前五種材料以食物調理機打勻，放進玻璃容器，冷藏四小時。在蘋果片或芹菜梗上抹四大匙。

每份：307 大卡。21 克脂肪、23 克碳水化合物、7 克蛋白質

## 晚餐

### 地瓜湯

**材料（可做2份）**

花椰菜 ½ 顆

印度咖哩粉 2 撮

椰子油 1 大匙

中大型地瓜 1½ 個，帶皮切成兩公分

甜洋蔥 ½ 個，切碎

大蒜 1 瓣

過濾水 3½ 杯

喜馬拉雅鹽 ½ 小匙

松子或杏仁 2 大匙

**作法**

1. 烤箱預熱到約攝氏 204 度。

2. 花椰菜切成適口大小，撒上少許印度咖哩粉。把花椰菜放在沒有抹油的烘焙紙上。灑一點椰子油。放進預熱烤箱，烤到頂部金黃變軟，但不要軟爛。20-30 分鐘後，取出放涼。

3. 在大湯鍋中，放入地瓜、洋蔥、大蒜，加水煮滾。加入喜馬拉雅鹽並攪拌。關小火燜煮，把地瓜煮軟。加入烤熟的花椰菜，再把湯分成兩等份。靜置放涼。

4. 將其中一半的湯放入食物調理機，打成濃稠均勻狀，再和沒有打過的湯混合攪拌。視喜好以鹽巴調味，並視需要加熱。

5. 撒上松子或杏仁。

> 每份：652 大卡。28 克脂肪、92 克碳水化合物、17 克蛋白質
>
> 本日總攝取量：1,802 大卡。90 克脂肪、200 克碳水化合物、68 克蛋白質

# 第九日

## 早餐

### 早安布丁

**材料（可做1份）**

中型酪梨 1 個

木瓜 ½ 杯（新鮮為佳，買不到則以冷凍代替）

浸泡過的奇亞籽 2 大匙

椰子水 ½ 杯、或以克菲爾發酵乳、杏仁奶或生乳代替

生蜂蜜 ½ 大匙，或以雪蓮果、甜菊或龍舌蘭糖漿代替，依喜好調味

**作法**

把所有材料加入食物調理機或 Vitamix，打成柔順濃郁的質地。

每份：441 大卡。30 克脂肪、44 克碳水化合物、10 克蛋白質

## 午餐

### 生萵苣捲

**材料（可做2捲）**

生芝麻醬或腰果醬 4 大匙

完整蘿蔓萵苣葉 2 片，要夠大，可以做菜捲

大蒜 2 瓣、壓碎（可隨喜好先烤過）

薑絲 1 大匙

甜椒 1 個，切絲

中型櫛瓜或小型豆薯 1 個，切細絲

胡蘿蔔絲 ½ 杯

葵花苗 ½ 杯，或其他喜歡的芽菜

浸泡過的杏仁 2 大匙，或是生的花生（可略烤之後壓碎）

**作法**

1. 每一片蘿蔓萵苣抹 2 大匙芝麻醬或腰果醬。

2. 把其他材料平均鋪到生菜葉子上，並捲起來。

> 每份：686 大卡。30 克脂肪、52 克碳水化合物、24 克蛋白質

## 點心

### 活力酪梨可可布丁

**材料（可做2份）**

中型酪梨 1 個，壓成泥

生的、無甜味的百分之百可可粉 ¼ 杯

卡宴辣椒粉一撮

蜂蜜或其他甜味劑

**作法**

把所有材料放入碗中，混合壓成泥。

> 每份：234 大卡。13 克脂肪、25 克碳水化合物、7 克蛋白質

## 晚餐

### 蕈菇野米飯

**材料（可做1份）**

野米 1 杯，依照包裝指示烹煮，或以藜麥、莧菜籽、苜蓿芽、蘿蔔嬰或
青花菜代替

蕈菇 1 杯，波特菇或白蘑菇為佳，切成適當大小

芫荽 2 大匙，切好

中型番茄 1 個，切塊，或 4 到 5 個切半的小番茄

紅洋蔥丁 2 大匙

浸泡過的杏仁 2 大匙（第 323 頁），壓碎或切成小塊

海鹽，適量

初榨橄欖油 1–2 大匙

**作法**

野米洗淨烹煮，或以其他材料取代。加入蕈菇、芫荽、番茄、紅洋蔥和
杏仁（如果有使用）。以海鹽調味，加入橄欖油拌勻。

> 每份：639 大卡。44 克脂肪、56 克碳水化合物、17 克蛋白質

> 本日總攝取量：1,999 大卡。135 克脂肪、177 克碳水化合物、57 克
> 蛋白質

# 第十日

## 早餐

### 炒天貝早餐

材料（可做 1-2 份）

三種穀類的有機天貝 1 塊（2 杯）

洋蔥粉 ½ 小匙

胺基調味醬 ½ 小匙

喜馬拉雅鹽 ½ 小匙

綜合乾香草或萬用調味料（無鹽）1½ 小匙

薑黃 ½ 小匙

大蒜粉 ½ 小匙

營養酵母片 2 大匙

作法

1. 在中型碗裡，用叉子把天貝壓成泥，使之看起來像炒蛋。加入其他所有材料混合，像炒蛋時那樣。

2. 如果想要更多口感，可在鍋中加點椰子油，高溫煎天貝混合物，煎個兩、三分鐘即可。

每份：533 大卡。18 克脂肪、49 克碳水化合物、57 克蛋白質

## 午餐

### 紅藜麥點心

**材料（可做 1 份）**

枸杞或蔓越莓 2 大匙

藜麥 1 杯，煮熟（或以 ½ 杯泡過、壓碎的腰果替代，也可兩者都用）

紅色甜椒 1 個，切碎

中型番茄 1 個

卡拉馬塔橄欖 5 個，去籽

冷壓初榨橄欖油或椰子油 1 大匙

新鮮羅勒 1 大匙，切好

½ 小匙喜馬拉雅鹽（或依口味喜好）

小黃瓜 1 根，去皮切碎

營養酵母 2 大匙，以及最後要灑上的少許分量

**作法**

1. 用蒸餾水把枸杞泡開，瀝乾多餘的水。把枸杞放入碗中，加入其他材料拌勻。最後撒上營養酵母即可。

每份：642 大卡。23 克脂肪、87 克碳水化合物、23 克蛋白質

## 點心

### 莓果天堂

**材料**

藍莓 ½ 杯

覆盆莓 ½ 杯

草莓或石榴籽 ½ 杯

5 個浸泡過的核桃

**作法**

把所有材料混合起來，即可享用。

每份：118 大卡。5 克脂肪、18 克碳水化合物、3 克蛋白質

## 晚餐

### 達倫披薩

**材料**

發芽穀類墨西哥餅皮 1 片，大張

新鮮青醬或有機番茄醬 2 大匙

素美乃滋 1 大匙

藜麥 ⅓ 杯（可省略）

青椒 ½ 個，切丁

紅甜椒 ½ 個，切丁

櫛瓜 ½ 條，切丁

紅洋蔥 2 大匙，切丁

羅勒 1 大匙

萬用調味料（無鹽）

營養酵母 2 大匙，以及之後要灑在最上面的分量

羽衣甘藍葉 2 片

大番茄 ½ 個，切好

**作法**

墨西哥餅皮稍微以烤箱加熱，取出後，抹上青醬或番茄醬。放上藜麥（若有使用）、青椒、甜椒、櫛瓜、洋蔥、羅勒，撒上調味料與營養酵母。抹上薄薄一層素美乃滋，之後加上羽衣甘藍葉與番茄。在上面撒上更多營養酵母。以一般烤箱，用攝氏 150 度烤 20 到 25 分鐘，或用食物風乾機以攝氏 60 度烘兩小時。

> 每份：650 大卡。32 克脂肪、69 克碳水化合物、20 克蛋白質
>
> 本日總攝取量：1,943 大卡。78 克脂肪、223 克碳水化合物、103 克蛋白質
>
> 十日的平均攝取值：1,730 大卡。94 克脂肪、188 克碳水化合物、60 克蛋白質

---

有些常用食材不妨依照以下食譜隨時備妥，不必到商店購買：

### 浸泡杏仁與其他堅果

以蒸餾水蓋過生的有機杏仁，浸泡過夜（八到十二小時）。清洗一、兩次，除去不營養的物質與澱粉，再裝進玻璃容器，置於冰箱存放。

### 研磨亞麻籽

用咖啡磨豆機來研磨亞麻籽。

## 杏仁奶

材料

浸泡過的杏仁 1 杯，或其他浸泡過的堅果

水 4 杯

蜂蜜 1 小匙，也可用甜菊、雪蓮果或龍舌蘭糖漿

香草精、小豆蔻或肉桂 ½ 小匙

作法

1. 以食物調理機高速攪拌水和杏仁。先以濾網過濾，之後再用薄紗棉布過濾（殘留的固體可風乾處理，應用到其他膳食中，比如製作無麩麵包等）。可以立即使用，或儲存在密封玻璃瓶，存放冰箱。

2. 也可用這種方法處理核桃、榛果、巴西堅果或腰果。

## 椰奶

材料

有機椰絲／椰子片或乾燥椰子條 1 杯

熱蒸餾水 2 杯

作法

1. 一杯椰絲用兩杯熱水浸泡。冷卻到室溫的溫度，之後把水和椰子放進食物調理機，高速打勻，再以細孔濾網或食品級薄紗棉布過濾。可依照喜好加入甜味劑、鹽巴或香料。過濾後剩下的椰子固體，可應用在無麩麵包或其他食譜中。

2. 新鮮的生椰（要確保已成熟）會需要較多力氣處理，但結果很棒。先

小心以圓形切除椰子頂部，把裡頭的椰肉挖出。椰子水倒入食物調理機，盡量把椰肉挖乾淨，放進食物調理機。以高速攪拌、過濾，並依照喜好調味。

### 浸泡奇亞籽

1. 把 4 杯蒸餾水加入水罐或水壺中，加入五大匙有機奇亞籽。搖一下，靜置一分鐘，再搖一下，之後放冰箱。八到十二小時後即可使用，這時奇亞籽會呈膠狀質地。可冷藏保存一週。

2. 在這一週期間，可應用於沙拉與蔬果昔，或放入玻璃杯和半顆柳橙汁混合，當成飲品。

# 21

# 最後的任務清單

* 每天，每公斤體重喝三十毫升的水。每四公升的水加入半小匙未精製晶鹽，例如喜馬拉雅鹽。

* 喝水時要以渦流處理，愛這杯水，讓它重組結構。這樣水能在人體中發揮更好的效果。水是很敏感的！

* 少吃肉類、海鮮、蛋類與乳製品，一星期頂多吃個一、兩次，每次吃少分量就好。確保牛肉是草飼、海鮮為野生、雞蛋是有機且自由放養。乳製品來自草飼動物，盡量不要使用巴斯德殺菌法。

* 喝綠茶。

* 吃有機莓果，新鮮或冷凍皆可。

* 每天吃生葉菜，顏色越深越好。

＊ 吃發酵食物，例如韓式泡菜、德式酸菜、味噌與天貝。

＊ 以克菲爾發酵乳或優格，取代以巴斯德殺菌法處理的牛乳和乳酪。

＊ 吃杏仁、杏仁醬、喝杏仁奶。記得要浸泡，讓杏仁發芽。

＊ 吃十字花科的蔬菜，如青花菜、青花菜苗、花椰菜、球芽甘藍、高麗菜。

＊ 吃冷壓植物脂肪，如橄欖油、印加果油、椰子油、酪梨油與公平交易棕櫚油。即使是有機的生奶油，也比多數的蔬菜油好得多。

＊ 細嚼慢嚥。

＊ 避免食用麵包、麵條、餅乾或其他以白麵粉等精製小麥製作的產品。

＊ 不僅避免吃糖，也要避免吃濃縮的甜味劑，如玉米糖漿及人工甜味劑，這些東西比糖還糟。每一餐要讓額外的糖攝取量低於十公克。

＊ 不吃加工食品，吃全食物！

* 別喝汽水、濃縮果汁、能量飲料與運動飲料。

* 把不好、過時的傳統食物金字塔顛覆，讓植物性食物變成每日飲食最大的一部分。

* 在吃東西之前，先停下來深呼吸，表達感激。要感激的人事物其實很多。

* 八分飽就夠了，別再繼續吃。十分鐘後，你會很有飽足感。這對健康比較好。

* 對自己的健康負起全部的責任。醫師很瞭解疾病，但沒有人教導他們如何確保我們健康。那是你的工作！

* 別把他人及他人的習慣，當作不良飲食的藉口。你把什麼放進口中，是你自己的決定。

* 別埋怨。如果不喜歡任何事，無論你改不改變，行為上就要像是你的決定，因為事實上就是如此。人生是屬於你的，別把生命交給別人。

* 吃大份沙拉，裡頭要有綠葉蔬菜、其他種類的蔬菜、芽菜、豆類、水果、種子與堅果。用真正的大碗，每天都吃很多！

* 穿有機棉、亞麻、絲、羊毛等天然纖維製成的衣服，讓這些

衣料接觸皮膚。皮膚是全身最大的器官，你需要比多數人更懂得尊重皮膚。整天以石化原料的布料來磨擦皮膚，對你沒有好處。

\* 蔬菜水果要有一半以上是生吃。

\* 別再向不在乎是否讓我們生病的公司購買產品。

\* 你的行為要展現出你認為活著很幸運。這樣身體會運作得比較好，說不定你的人生也會更好！

\* 別靠威而鋼或其他壯陽藥，來維持良好的性生活。如果想要一點協助，先試著改善本書提到的所有生命原力，以及天然植物療法。方法很多！

\* 深呼吸，吸到底，全部吐出。以鼻子呼吸是最能減壓的方式之一。

\* 避免每天喝咖啡。你只是以為你需要。記住，咖啡酸性強，會讓你得不償失。

\* 只養成好習慣──很多的好習慣。若要反覆做一件事，最好是做對你有幫助、不會傷害你的事。

\* 衣服別穿那麼多，讓自己接觸陽光與空氣。陽光與維生素 D

對你有好處。別塗抹防曬乳，好讓陽光能進入你的身體。當然，也要小心別曬傷。

* 赤腳走路。鞋子會弱化你的足部肌肉，讓你感覺不到土地。在戶外最好也有打赤腳的機會，這樣能感覺到大地的震動，對健康有好處。在草地、泥土地或沙地走走，健行、衝浪、攀岩、爬樹，和打造出我們的力量重新連結。

* 留意日出與日落，並到戶外去。這樣可以活化大腦！

* 提重物，無論在健身房或家中，無論你是男性或女性。這樣可以釋放生長激素與睪固酮，對我們有幫助。

* 吃酪梨。

* 允許自己覺得冷。每次沖澡時，最後三十秒改用冷水；跳到冰冷的湖裡或海洋，天氣涼爽時穿 T 恤和短褲出門。一點涼意可以活絡微血管，增加脂肪燃燒，刺激免疫系統，讓你保持年輕。

* 吃些營養密度高、能帶來力量的超級食物，例如菇蕈類、辣木葉、羽衣甘藍……別忘了找一些新的超級食物。

* 避免使用有人工香精的物品，像是香皂、洗髮精與其他美髮

產品、體香劑、香水、化妝品、洗衣精等。這些化學物品只會增加我們免疫系統的工作量。如果想要身上聞起來香香的，可改用精油，比如薰衣草、玫瑰、乳香與檀香，如此可以提振心情。

* 多吃堅果，而且盡量吃已發芽的，可以減少堅果酸度、攝取更多營養，也更能幫助消化。

* 吃種子與「準穀物」如藜麥、奇亞籽與亞麻籽。人類吃種子與穀物已有超過四萬年的歷史。

* 以七比三的組合為目標：七〇％新鮮的植物性全食物，其他食物則占三〇％（當然囉，別把不健康的飲食納入）。

* 在全黑暗的環境下睡覺。不要有手機、時鐘、iPad 或電視，也不要讓戶外光線穿透窗簾。需要時可使用眼罩。

* 每天都到外面動一動、走一走、工作、鍛鍊、遊戲與呼吸！

* 傾聽！聽自己的聲音、你的理解，以及內在世界。這麼一來，你就是尊重自己。有些形態的冥想，如正念冥想，非常有益健康。

* 避免油炸食物，尤其是以糟糕、不自然或不明油品油炸的東

西。這幾乎包括每一種洋芋片、椒鹽蝴蝶餅等零食點心。

＊ 吃顏色鮮豔的食物，稍微蒸、烤或炒一下即可。

＊ 要能笑、玩樂，和喜歡的人相處。

＊ 每星期嘗試一種新的水果或蔬菜。多樣化是良好健康的關鍵。別忘了你的超級食物！

# 致謝

　　我們此生並不孤單。我們或許決定要創造一些事物，但在創造過程中從來不是孤伶伶一人。我知道自己就是如此，我有幸獲得他人的支持與引導，並持續向他人學習。從某方面來看，我們的所作所為都是因為他人。我們從來都不孤單。

　　我的父親霍華德・歐立恩（Howard Olien）對我有深遠的影響，總在我碰到困難時鼓勵我、叫我要認真工作。他給予我足夠的自由來探索事物，讓身為運動員或身而為人的我，思索究竟什麼是重要的。爸，我想念你，每天都愛著你，謝謝你的指導，請安息。我的母親珊蒂・歐立恩（Sandy Olien），謝謝妳愛著我，盡妳所能付出一切，讓我的人生時時感受到被愛與呵護。我看見妳所做的一切，感受到妳的愛，讓我懂得全心愛自己，接下來也能分享、照料與協助他人。我愛妳。謝謝我的哥哥特洛伊（Troy），很高興能成為你人生的一分子，也很高興能融入你家人的生活，與茱莉（Julee）、洛根（Logan）與漢娜（Hanna）成為親人。珍娜（Jenna）與納森・歐立恩（Nathan Olien）是在

父親第二段婚姻之後成為我的手足，我們永遠會因為父親而彼此相連。你們超齡的好奇與學習熱忱，總讓我感到驚奇，給予我啟發，我愛你們。謝謝黛比・施密特－歐立恩（Deb Schmidt-Olien），謝謝妳盡一切努力，在面對重重挑戰時，仍養育出如此優秀的孩子。我不常見到你們，但你們總在我心裡。此外，我還要感謝：

我的家鄉明尼蘇達州沃西卡（Waseca）重訓室的前輩，他們最先教我如何舉重與鍛鍊。

中學與大學時期的教練與隊友們，讓我從事能發揮所有精力的活動。

東尼・安德森（Tony Anderson），在我無法再以足球作為出口時，在重訓室鼓勵我。你的親密友誼與無比的力量，對我是很大的鼓舞。

泰隆・斯坦澤（Tyrone Stenzel）是我就讀聖湯瑪斯大學（University of St. Thomas）時的肌力教練，謝謝你讓我擔任你的助教。

戴爾・葛林沃（Dale Greenwald）在我剛從大學畢業時，來到科羅拉多州波德市（Boulder），準備以營養、健身與健康知識協助他人。我要不是因為遇見戴爾這麼優秀、熱中於協助他人、幫助他人復健的人，一切都會有所不同。戴爾，謝謝你成為我的良師益友，讓我在那些年成為你的夥伴，還教導我關於適當

運動的知識。你不僅幫助我，也幫助我去協助數以百計的人。

泰德‧威克斯（Ted Waitkus），因為你相信我，在我初出茅廬時鼓勵我。你的友誼對我意義重大，言語實在難以形容。

藥劑師班‧福克斯（Ben Fuchs），你的智慧與創業精神，鼓勵我跳出思考框架，回歸到身體自我療癒。能夠開始教育他人，和你一起開啟先河販售補充品，實在樂趣無窮。

包伯‧史提爾森醫師（Dr. Bob Stilson），你關於健康與營養的私人演講與研究文章鼓勵了我，也讓我明白以香草和全食物給予身體燃料，是正確之道。

艾莉兒與克莉絲汀‧索羅門（Ariel and Kristin Solomon），妳們向來都和我的家人一樣。那些騎乘哈雷機車的旅途，以及與美式足球聯盟肌力訓練不相上下的重訓，給予我諸多啟發。

芭兒與鮑伯‧霍爾澤（Barb and Bob Holzer），謝謝你們讓我在科羅拉多剛起步時，讓我與你們同住。芭兒，謝謝妳在我人生中最重要的時期，給予我精神方面的引導。我很想念妳，願妳安息。

我在科羅拉多彷彿有第二個家，家人包括史蒂夫‧德凡尼（Steve Devanney）、莎拉‧珍‧傑拉迪（Sarah Jane Geraldi）、蕾文‧斯凱（Raven-Sky）與利佛（River）。史蒂夫，你我因為摩托車公路之旅而成為莫逆，並且心靈相通。謝謝你伴我飛行，協助我探索自己。兄弟，我熱愛我們不斷分享的一切！莎拉，妳

的愛與連結如此深厚,令人感佩,而妳散發的光芒對我與妳的家人來說皆為大禮。蕾文,當妳的乾爹是我此生最大的禮物之一。我看著妳從出生到成為女人,對我來說是無比的人生祝福。我看著妳在客廳的池子裡出生與游水,知道妳會與眾不同,妳將改變這個世界。

蘿倫·孟洛(Lauren Monroe)、瑞克·艾倫(Rick Allen)以及乾女兒裘西(Josie),你們的愛與關懷讓我看見己身以外的世界,也對他人與世界有更多貢獻。

莫森·赫曼尼西醫師(Dr. Mohsen Hourmanesh),你在營養與健康生活方面給予我的啟發與教育,比任何人都多。你是我認識的人當中最優秀大方的,心地仁慈,也有追求真理的渴望。

藍道爾·馬斯特斯(Randall Masters),若不是在你家的私人聚會,讓我遇見世上最聰明的人,我就不會以現在這種方式看待世事。關於色彩、聲音、數學與頻率,你的演講超越時代。

馬克·席森(Mark Sisson)在我建立最早的配方時相信我,也以自己的知識與勇氣啟發我。我以你創造的事物為傲。

謝謝我在馬里布的朋友與「鍛鍊男孩」。言語無法形容擁有你們這群兄弟是多麼美好的事。萊爾德·漢米爾頓(Laird Hamilton)與蓋比·里斯(Gabby Reece),感謝你們心胸寬大,讓我走進你們家,為大家建立會面空間,讓自己精進、獲得啟發,進而貢獻自己。謝謝那些我幾乎每天在敦促、支持、一同遊玩與

變壯的男孩，由於你們的付出，我成了更好的男人與人。這個特殊的團體發揮了一加一大於二的力量。感謝賀崎‧帕克（Hutch Parker）、強尼‧麥金利（Johnny McGinley）、山姆‧森米克（Sam Sumyk）、戴夫‧安納沃特（Dave Anawalt）、麥克斯‧姆西納（Max Musina）、克里斯‧高夫（Chris Gough）、瑞克‧魯賓（Rick Rubin）、藍迪‧華勒斯（Randy Wallace）、湯姆‧瓊斯（Tom Jones），以及其他所有來來去去的人。

與卡爾與伊莎貝爾‧戴克勒（Carl and Isabelle Daikeler）相遇的緣分，永遠改變了我的事業生活。伊莎貝爾，你在我們尋找如何促進健康與獲得營養的過程中成為好朋友。卡爾，你一開始對我創辦 Shakeology 充滿信心，是我見過最了不起的專業支持之一。你信賴我、尊重我，予以我創造的空間。我從你們兩人身上學到許多事，也期盼能創造出更美好的未來，幫助更多人做出健康的選擇，希望這能成為常態，而不是例外。

我恐怕沒辦法向 Beachbody 的諸多工作夥伴一一致謝。不過，還是要感謝我曾接觸的人，包括瓊恩‧康頓（Jon Congdon）、強納森‧傑爾方（Jonathan Gelfand）、卡洛琳娜‧古丁斯基（Carolina Gutinsky）、南西‧馬瑟洛（Nancy Marcello）、麥克‧威爾森（Mike Wilson）、馬克‧華盛頓（Marc Washington）、菲麗帕‧勃恩斯坦（Phillipa Bernstine）、麗莎‧里昂絲（Lisa Lyons）、凱莉‧多布洛（Carrie Dobro）、東尼‧

霍頓（Tony Horton）、史蒂夫・愛德華茲（Steve Edwards）、理查・安德魯（Richard Andrew）、唐娜・布朗（Dana Brown）、大衛・里斯（David Reece）、潘蜜拉・凱勒（Pamela Keller）、瑪麗亞・安捷利（Maria Angeli）、凱伊・鄧肯（Kay Duncan）、珊迪・布哈達那（Sandi Bouhadana）、梅・林（May Lam）、米格・艾梅茲瓜（Miguel Amezcua）、凱斯・哈里斯（Keith Harris）、亞倫・莫頓（Aaron Morton）等等。

賽斯・拓克曼（Seth Tuckerman），我敬佩你的誠信與商業頭腦。我們一同展開的漫長旅行——我從你身上學到的課題，實在無價。我們確實嘗試過了，你也協助我幫助農民，維持優質超級食物的完整。

羅伯・普拉爾（Robert Plarr）是一名有反抗精神的環保人士。在四十年前，那些相關詞彙尚未出現時就擁有這樣的精神。你不屈不撓，為所有人類追求更美好的生活，深深啟發了我。

亞當・古德（Adam Good），你穩定真誠的友誼，以及你的熱情與真心，都在最適切之處發揮效用。

克里斯・派頓（Chris Patton）是我認識的人當中，最有趣、迷人、積極行動的人之一。我從不懷疑你現在所做的事，日後必然為世界帶來正向的改變。

克雷格與瑪麗亞・庫柏（Craig and Maria Cooper），這些年來，你們啟發我如何活得盡興、照顧自己，對自己真誠。

伯恩‧紐格鮑爾（Bernd Neugebauer），你在植物、生物動力學、發酵、永續與原住民農法的智慧永遠令我感動，深深影響著我。感謝你我之間的美好連結。

誰會感謝他們的律師？嗯，我會！李‧薩克斯（Lee Sacks），你是個了不起的顧問，以專業和積極的理解看顧我的事業，更是我的好友，讓我覺得自己獲得了引導與保護。

布魯斯‧柯爾布倫納（Bruce Kolbrener）從一開始就信賴我，給予我金錢與財務方面的教育和指導。你的智慧、專業與引導，幫助我不用擔心錢，也感到全然的富足。

感謝我的團隊！你們幫助我宣揚夢想，幫助大家活出健康豐富的人生。謝謝米格爾‧貝魯曼，對自己、原住民與農夫真誠是我們的共同理想，也是這一切的起點。你的知識、熱情與協助他人的渴望，將你我連結起來，也讓我們堅持至今。琳達‧澤爾斯基（Linda Zielski），妳多年來認真的工作與信賴，對我來說非常重要，更別提妳是個多麼令人喜歡的人。大衛‧澤爾斯基（David Zielski），謝謝你多年來不屈不撓的工作，投入我們的各式冒險，尤其是領導我們的非營利組織 RainCatcher.org，讓世界各地的孩子都能有乾淨的水可用。希蘭‧桑太特邦（Hiram Santiteban），謝謝你把知識、智慧與樂觀精神，帶給我及超級生命（Superlife）團隊。你樂於協助、啟發、鼓舞人的精神，是完美的夥伴。

感謝我生命中的摯愛、最愛的女子與夥伴艾莉莎・庫普（Eliza Coupe）。妳進入我的生命，是我最了不起、最有福氣的發現，並讓我成為更好的人。我要讚美妳的聰慧與美麗，我甚至無法表達對妳的尊敬、愛與在乎的程度。妳是我的家人、朋友、伴侶，以及長久以來的摯愛。我全心全意愛妳。

還要感謝我在其他大陸與國家搜獵超級食物時，遇見的所有治療師、醫師、研究者、農夫、生產者與探險者：謝謝你們的教導，還提供遮風避雨之處，招待我，分享你們的智慧，這樣我們就能貢獻一己之力，打造更宜居的星球，讓人類更健康。

特別感謝本書的製作團隊。謝謝比爾・托奈利（Bill Tonelli）的貢獻與精湛文筆。少了你，我無法完成這本書。謝謝我的經紀人理察・派恩（Richard Pine）為這項計畫提供了專業與經驗。謝謝莎拉・布萊迪（Sara Brady）協助我的研究。也謝謝 HarperWave 優秀的出版團隊。凱倫・琳娜迪（Karen Rinaldi），你是最優秀的人。如果不是妳的能力，讓出書過程簡化，這本書就不會誕生。也謝謝 Harper 出版團隊的其他成員，願意相信來自明尼蘇達州的孩子，讓他能實踐以健康的方式幫助世界的心願。

# 附錄一　酸鹼食物清單及其他

## 酸鹼食物清單

### 鹼性食物
（新鮮食物通常多為鹼性）

| | | |
|---|---|---|
| 苜蓿芽 | 哈密瓜 | 葡萄柚汁 |
| 各式瓜果 | 腰果 | 葡萄 |
| 蘋果醋 | 花椰菜 | 葡萄（甜） |
| 蘋果 | 芹菜 | 蔥 |
| 杏桃 | 栗子 | 香草（新鮮） |
| 朝鮮薊 | 奇亞籽 | 香草（綠葉） |
| 芝麻葉 | 肉桂 | 喜馬拉雅鹽 |
| 蘆筍 | 椰子水（新鮮） | 甜瓜 |
| 酪梨 | 寬葉羽衣甘藍 | 羽衣甘藍 |
| 泡打粉 | 孜然 | 海帶 |
| 烘焙蘇打粉 | 蒲公英葉 | 韓式泡菜 |
| 羅勒 | 蒔蘿 | 奇異果 |
| 豆類（新鮮、綠色） | 茄子 | 康普茶 |
| 甜菜 | 果汁（僅限新鮮） | 檸檬汁 |
| 黑莓 | 大蒜 | 檸檬 |
| 藍莓 | 薑根（新鮮） | 萵苣（多數） |
| 青江菜 | 人蔘茶 | 萊姆 |
| 高麗菜 | 葡萄柚 | 橘子 |

| | | |
|---|---|---|
| 芒果 | 椒類 | 螺旋藻 |
| 馬鬱蘭 | 鳳梨 | 草莓 |
| 薄荷 | 鳳梨汁 | 地瓜 |
| 味噌 | 南瓜子 | 無麩醬油 |
| 糖蜜（無硫） | 蘿蔔 | 金桔 |
| 油桃 | 葡萄乾 | 百里香 |
| 洋蔥 | 覆盆莓 | 蕪菁 |
| 柳橙 | 辣椒粉 | 蔬菜汁（新鮮） |
| 奧勒岡（牛至） | 迷迭香 | 水（新鮮泉水） |
| 木瓜 | 綠葉沙拉菜 | 水田芥 |
| 紅椒粉 | 海鹽 | 山藥 |
| 洋香菜 | 海菜 | 櫛瓜 |
| 歐防風 | 海藻 | |
| 梨子 | 香料 | |

## 中性食物

| | | |
|---|---|---|
| 杏仁醬 | 亞麻籽 | 藜麥 |
| 杏仁 | 亞麻籽油 | 米糖漿 |
| 蘋果汁（新鮮） | 印度酥油 | 博士茶 |
| 酪梨油 | 葡萄汁（新鮮） | 清酒 |
| 莓果汁（新鮮） | 大麻籽油 | 德式酸菜 |
| 胺酸醬油 | 蜂蜜（生） | 種子（多數） |
| 糙米醋 | 豆薯 | 芝麻（完整） |
| 球芽甘藍 | 夏威夷豆 | 大豆 |
| 蕎麥（麵粉） | 小米 | 醬油 |
| 胡蘿蔔（有機） | 蕈菇 | 發芽穀類 |
| 卡宴辣椒 | 燕麥（鋼切） | 芽菜 |
| 洋甘菊茶 | 橄欖油（初榨） | 葵花籽 |
| 芫荽 | 柳橙汁（新鮮） | 芝麻醬（生） |
| 椰子（新鮮椰肉） | 綠茶 | 天貝 |
| 椰子脂 | 豌豆（新鮮） | 番茄 |
| 椰子油 | 醃菜（自製） | 野米 |
| 小黃瓜 | 馬鈴薯（帶皮） | 營養酵母（營養片） |
| 蠶豆 | 月見草油 | 瑪黛茶 |

# 會形成酸的食物
## （肉和加工食品是酸性）

阿斯巴甜

香蕉（綠）

大麥

麥麩

奶油（傳統）

可可（傳統）

酪蛋白

穀片（未精製）

乳酪

栗子油

雞肝

雞肉

咖啡（無咖啡因）

玉米（罐裝、加工）

牛奶（全脂）

蘇打餅（未精製黑麥、

米，與小麥製成）

蔓越莓

奶油乳酪

鴨肉

蛋黃（略熟）

蛋黃（全熟）

魚類

羊奶（均質化）

乳蛋白

穀麥

火腿

楓糖漿（加工）

燕麥麩

橄欖（成熟）

棕櫚仁油

花生醬

花生油

花生

胡桃

開心果

石榴

米漿

黑麥

扇貝

乳製品

大豆釀造醬油

烏賊

火雞肉

全麥麵包（發芽、有機）

小麥胚芽

全穀類捲餅

## 其他

豬油

美乃滋

芥末

番茄醬

木薯澱粉

## 會讓身體鹼化的行為

愛

仁慈

和平

禱告

冥想 運動／移動

深呼吸（氧）

感激

給予

## 會讓身體酸化的行為

. . . . . . . . . . . . . . . . . . . . . . . . . . . . . . . . . . . . . . . . . . . . . . . . . . . . . . . . . . . . . . . . . .

| | | |
|---|---|---|
| 過度工作 | 嫉妒 | 過度訓練／過度運動 |
| 恐懼 | 壓力 | 缺乏睡眠 |
| 憤怒 | 怨恨 | 打架 |

# 附錄二　食物及資料來源

## 超級食物

Shakeology　　　　　Big Tree Farms　　　　Vivapura
NavitasNaturals　　　Earth Sift Products　　Longevity Warehouse
Sambazon　　　　　　Surthrival

## 香草與香料

Mountain Rose Herbs　　Frontier Coop　　　　Sand Mountain Herbs

## 農場與市場

美國農業部農夫市集搜　　當地農產網站，可找到
　尋（USDA Farmers　　　蔬果與各種食物
　Market Search）

# 資料來源

## 超級食物

www.SuperLifeShake.
　com
www.navitasnaturals.com
www.sambazon.com

www.bigtreefarms.com
www.earthshiftproducts.
　com

www.vivapura.com
www.longevitywarehouse.
　com

## 香草與香料

www.mountainroseherbs.
　com

www.frontiercoop.com

sandmountainherbs.
　com

## 農場與市場

http://search.ams.usda.
　gov/farmersmarkets/
www.localharvest.org

當地健康食品市場或商
　店

# 產品

## 超級食物

辣木
可可粉
可可粒
綠藻
營養酵母
奇亞籽

堅果
乾椰子
冷凍有機椰子水
印加蘿蔔
枸杞
發酵食物

自製發酵食物
海苔
發芽種子
結晶螺旋藻
燈籠果

## 甜味劑

| | | |
|---|---|---|
| 椰子糖 | 甜菊 | 龍舌蘭糖漿 |
| 生蜂蜜 | 雪蓮果糖漿 | |

## 香料／調味

| | | |
|---|---|---|
| 香草精 | 肉桂 | 羅望子醬 |
| 香料 | 葛拉姆馬薩拉 | 胺基調味醬 |
| 小豆蔻 | 蘋果醋 | |

## 油脂

| | | |
|---|---|---|
| 腰果醬 | 杏仁醬 | 喜馬拉雅鹽 |
| 椰子醬 | 牧豆樹粉 | 芝麻醬 |
| 椰子油 | 各種調味香料 | |

## 穀類

| | | |
|---|---|---|
| 天貝 | 藜麥 | 發芽麵包 |
| 苔麩 | 發芽穀類捲餅 | |
| 燕麥 | 發芽玉米捲餅 | |

## 補充品

Shakeology（代餐）　終極重啟（Ultimate reset，21天清理身體）

## 垂直生長系統

Verti farms　Living Tower

# 品牌

......................................................................................

## 超級食物

......................................................................................

Moringa Source
Sunu Harvest
Big Tree Farms
Z Natural Foods
Viva Pura
Navitas Naturals

Wilderness Family
   Naturals
Exotic Superfoods
Dragon Herbs
Rejuvenative
Cultures for Health

Maine Coast
Emeral Cove
Go Raw
Raw Guru
Viva Pura

## 甜味劑

......................................................................................

Big Tree farms
Local farmer

Sweetleaf
Ojio

Navitas Naturals

## 香料／調味品

......................................................................................

Frontier

Bragg's

Aunt Patty's Coconut
   Secret

## 油脂／油

......................................................................................

Artisana
Himala
Nutiva

Living Tree Community
Navitas Naturals
Simply Organic

Viva Pura

## 穀類

Light Life
Bob's Red Mill

To Your Health
　Sprouted

Ezekiel 4:9

## 補充品

www.SuperLifeShake.
　com

www.ultimatereset.com

## 垂直農場

http://growvertigarms.
　com

www.livingtowers.com

## 菜園

www.woollypocket.
　com

www.seedsavers.org
http://cottagegardener.
　com

www.earthworkshealth.
　com

## 網站

## 超級食物

www.moringasource.
　com
http://organic-moringa.
　com

www.bigtreefarms.com
www.znaturalfoods.
　com

www.vivapura.com
http://navitasnaturals.
　com

生命五原力：重啟人體原廠設定，輕鬆維持體重、預
防疾病，活出你的超級生命力／達倫‧歐立恩（Darin
Olien）著；呂奕欣譯. -- 初版. -- 臺北市：大塊文化出版
股份有限公司, 2023.05

352面；14.8×20公分. --（Smile ; 194）

譯自：Superlife : the 5 simple fixes that will make you
　　　healthy, fit, and eternally awesome

ISBN 978-626-7317-04-4（平裝）

1. CST：健康飲食　2. CST：營養

411.3　　　　　　　　　　　　　　　　112004548

LOCUS

LOCUS

LOCUS

LOCUS